EMBARAZO ADOLESCENTE,
una visión de enfermería

EMBARAZO ADOLESCENTE,
una visión de enfermería

Prisila Buñay - Marisol Rea - Ivonne Flores - Angelica Simbaña - Maritza Barreño
Laura Lugo - Karen Navarrete - Estefanía Colimba - Margarita Cargua - Myriam Lara.

IMPORTANTE

La información aquí presentada no pretende sustituir el consejo profesional en situaciones de crisis o emergencia.
Para el diagnóstico y manejo de alguna condición particular es recomendable consultar un profesional acreditado.
Cada uno de los artículos aquí recopilados son de exclusiva responsabilidad de sus autores.

2019 Cuevas Editores,
Diseño de Portada: Iván López
ISBN:
Impreso en Ecuador - Printed in Ecuador
Cualquier forma de reproducción, distribución, comunicación pública o transformación de esta obra solo puede ser realizada con la autorización de sus titulares, salvo excepción prevista por la ley.

ÍNDICE DE AUTORES

AUTORES

LIC. MARITZA PRISILA BUÑAY AZAS
Pendiente
De niña a mujer, cambios fisiológicos

LIC. MARISOL REA
Pendiente
Prevención del embarazo adolescente

LIC. IVONNE FLORES BARAHONA
Pendiente
Aspectos psicológicos y sociales de la madre adolescente

LIC. ANGELICA SIMBAÑA
Pendiente
Riesgos del trabajo de parto en la madre adolescente

LIC. MARITZA BARRENO
Pendiente
La salud sexual y reproductiva después de tu primer hijo

LIC. LAURA ROSA LUGO RUIZ
Pendiente
Lactancia en la madre adolescente

LIC. KAREN NAVARRETE
Pendiente
Crianza del hijo de la madre adolescente

LIC. LOURDES ESTEFANIA COLIMBA ROBALINO
Pendiente
Paternidad

LIC. MARGARITA CARGUA
Pendiente
Impacto psicocial y familiar, testimonios

LIC. MYRIAM LARA
Pendiente
El estado frente a la madre adolescente

ÍNDICE 13

1. De niña a mujer, cambios fisiológicos   29
   Prisila Buñay

2. Prevención del embarazo adolescente   43
   Marisol Rea

3. Aspectos psicológicos y sociales de la madre adolescente   53
   Ivonne Flores

4. Riesgos del trabajo de parto en la madre adolescente   71
   Angelica Simbaña

5. La salud sexual y reproductiva después de tu primer hijo   89
   Maritza Barreno

6. Lactancia en la madre adolescente   101
   Laura Lugo

7. La salud sexual y reproductiva después de tu primer hijo   113
   Karen Navarrete

8. Paternidad   131
   Estefanía Colimba

9. Impacto psicocial y familiar, testimonios   145
   Margarita Cargua

10. El estado frente a la madre adolescente
    Myriam lara

Capitulo 1

DE NIÑA A MUJER, CAMBIOS FISIOLÓGICOS
Lic. Maritza Prisila Buñay Azas

LIC. MARITZA PRISILA BUÑAY AZAS

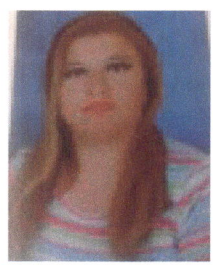

Nació en la ciudad de Guaranda, Provincia de Bolívar. El 15 de Noviembre de 1975.

Licenciada en Enfermería, egresada de la Universidad Central del Ecuador, Facultad de Ciencias Medicas, Escuela Nacional De Enfermería en el año 1998. Diplomado Superior En Promoción y Prevención De La Salud de la Universidad Regional Autónoma De Los Andes 2008.

Experiencia en salud comunitaria y como enfermera en cuidado directo. Actualmente trabaja en el Hospital General Docente Calderón en el servicio de Ginecología, Obstetricia y Alojamiento Conjunto.

DEDICATORIA

A dios que sin su presencia en mi vida esto no seria posible, a mi madre luchadora incansable que sin su ejemplo no estaría de pie, a mi adorable esposo que con su paciencia y comprensión hemos salido adelante y a mi amado hijo quien ha sido mi fortaleza para no sentirme derrotada.

Introducción

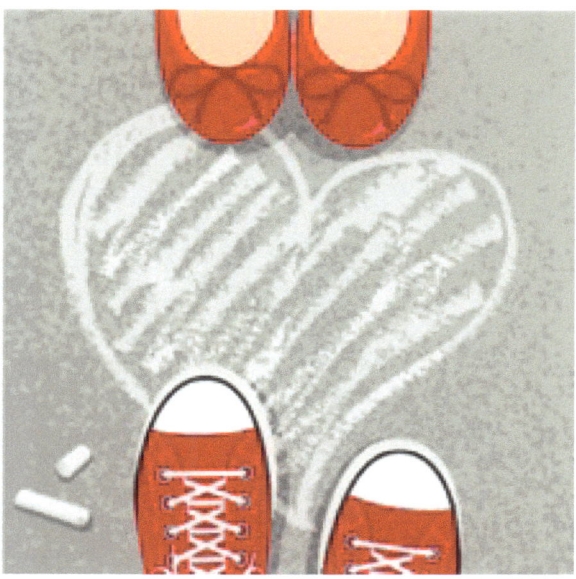

El embarazo adolescente ha sido cuestionado, sufrido y lamentado por miles de familias y la sociedad en su conjunto. No son pocos los casos donde los niños ven truncado su futuro por la llegada de un embarazo a un momento de la vida en el que, probablemente, la joven adolescente está planeando otros aspectos de su vida, tales como los estudios, los deportes o las actividades recreacionales.

En este primer capítulo veremos los procesos fisiológicos y los cambios que experimenta una mujer en la adolescencia, dentro de un proceso normal de desarrollo y lo que ocurre cuando se presenta el embarazo. El presente texto está escrito en un lenguaje claro y didáctico y esperamos que pueda ser usado tanto por educadores y padres para orientar a sus hijos adolescentes así como lectura individual de cualquier adolescente interesado en conocer más sobre su cuerpo y los procesos biológicos que experimenta en esta etapa de la vida.

ATENCIÓN: Este libro es de lectura imprescindible también para hombres adolescentes, la responsabilidad de saber cómo funciona el cuerpo de la mujer siempre será compartida.

Todo comienza en la pubertad

La adolescencia comienza con la pubertad.
La pubertad es la etapa de la vida cuando un niño o una niña madura sexualmente esto ocurre entre los 10 a los 19 años de edad.

¿Qué es la pubertad?
La pubertad es parte de la adolescencia es el paso de la infancia a la vida adulta en esta etapa se da los cambios anatómicos y fisiológicos que se producen en el organismos y son progresivos, en las niñas los primeros cambios aparecen a partir de los 10 años o un poco menos y en los niños a partir de los 12 años o un poco menos . Cada ser humano es un mundo diferente poner tiempo o edad para tener cambios en nuestro cuerpo es muy difícil ya que en muchos de los casos esta asociado con la genética, la alimentación, lugar geográfico o los estímulos síquicos y sociales, espero que este capitulo les sirva de guía para entender y comprendernos mejor a nuestros hijos.

Cambios que se experimentan en la pubertad
Los cambios físicos que experimentan los adolescente se debe a un proceso hormonal, la FSH(foliculoestimulante) y la LH(luteoestimulante). En los chicos la secreción de la hormona FSH estimula la formación de espermatozoides, la LH estimula a las células del testículo a formar testosterona y ésta acelera el crecimiento del niño, madura los genitales (pene, escroto y próstata), estimula el crecimiento del vello púbico, facial y axilar, cambia la voz y aumenta la libido.

Por su parte, en el caso de las chicas, la secreción de FSH y LH estimulan la maduración de los ovarios y los activan para producir otras hormonas: estrógenos y progesterona. Con todos estos cambios se induce la ovulación y el ciclo menstrual. Los estrógenos, como el estradiol, estimulan el desarrollo mamario, de los genitales externos y del útero. También incrementa la grasa corporal y aumentan la velocidad de crecimiento. La progesterona tiene un papel en la maduración del endometrio y las mamas.

El ciclo menstrual

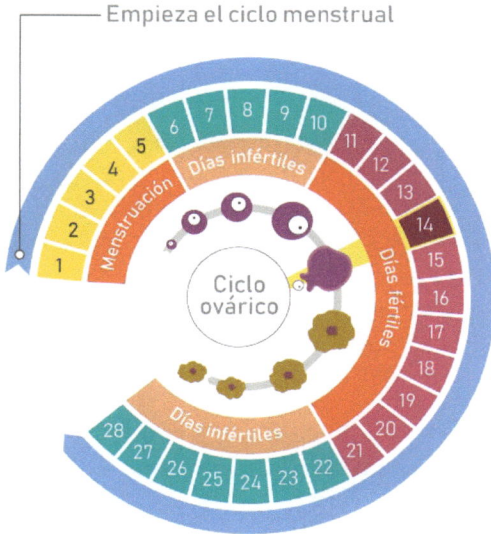

La menstruación ocurre debido a cambios hormonales en el cuerpo como son los estrógenos y las progesteronas las cuales se encargan que el recubrimiento interno del útero aumente de tamaño para que un ovulo fecundado pueda anidar en el y empezar a desarrollarse si no hay ningún ovulo fecundado ,se rompe el recubrimiento y el tejido uterino sale por la vagina en forma de sangre, este proceso ocurre cada mes.

Es el proceso hormonal por el que pasa el cuerpo de una mujer cuando alcanza su madurez sexual, no hay ninguna edad correcta para que a una niña le venga la menstruación pero existe algunas señales que indica que una niña va a tener su primera menstruación. El ciclo menstrual suele aparecer entre los 10 y 17 años, la primera regla denominada menarquia, aparece entre los 2 años después que se desarrollen las mamas unos meses antes suelen expulsarse un moco transparente por la vagina lo que esta considerado normal y continua hasta la menopausia cerca de los 51 años.

La mayoría de las menstruaciones duran alrededor de 5 días pero pueden ser mas cortos o mas largos y se presentan cada 28 a 38 días.

Mitos y Verdades sobre El ciclo menstrual

Todos los seres humanos estamos expuestos a creencias o mitos con lo que nos rodea y el ciclo menstrual no puede ser la excepción, a pesar que nos encontramos en pleno siglo XXI en algunos países la menstruación sigue siendo un tabú.

En algunas partes del mundo existen muchos mitos y creencias sobre la menstruación.

- Las mujeres deben enterrar los apósitos después de usarlos para evitar que atraigan los malos espíritus.

- No se puede nadar ni sumergirse en el agua. La mujer puede sumergirse en agua dulce o salada, la entrada del agua a la vagina es mínima.

- No se debe realizar ejercicios físicos. La actividad física no conlleva efectos negativos al contrario disminuye las molestias de los cólicos menstruales.

- No comer alimentos ácidos ni líquidos fríos. No es cierto que los ácidos de algunas frutas cortan o descomponen la menstruación estos no alteran el acides de la sangre.

- La ovulación viene con la menstruación. Es posible de quedarse embarazada si el ciclo menstrual es muy corto pero sangra durante muchos días al principio del ciclo menstrual posible que ya este en el inicio del periodo de fertilidad y se detenga el sangrado.

- No pasa nada si tu periodo es irregular. Tener periodos irregulares puede ser un signo que necesitas atención medica y someterte a exámenes para detectar un posible trastorno como el síndrome del ovario poliquístico, tiroides entre otras enfermedades relacionadas con periodos irregulares.

- Los métodos anticonceptivos que impiden la menstruación no son buenos. Ciertos métodos hormonales disminuyen la menstruación como efectos secundarios.

- No te puedes embarazar en tu primera relación sexual. Cada vez que una chica tenga relaciones sexuales con un chico puede quedarse embarazada incluso si el hombre eyacula fuera de la vagina pero cerca o retira el pene antes de eyacular puede quedar embarazada.

Cómo enfrentar estos cambios en la pubertad y adolescencia

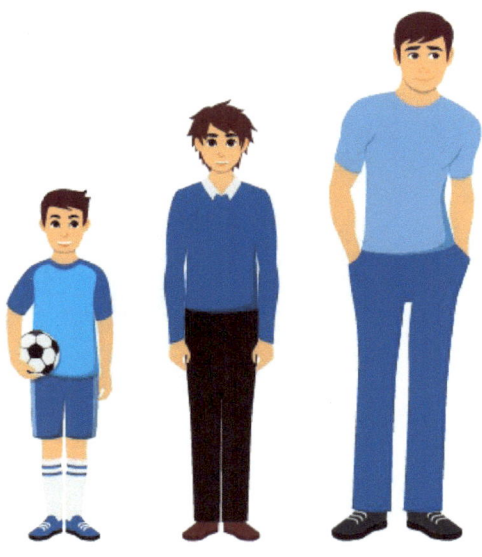

La adolescencia es una etapa mas de la vida en cada persona, la primera es la infancia continua con la adolescencia y sigue con la edad adulta y la vejez. La adolescencia según la Organización Mundial De La Salud se divide en dos periodos, el primero entre los 10 y 14 años y el segundo entre los 15 y 19 años.

Durante la adolescencia se producen muchos cambios en muy poco tiempo es un proceso psicológico unido al crecimiento social y emocional que surge en cada persona.

El periodo de la pubertad en ambos sexos dura unos 4 años, aunque las chicas empiezan a desarrollarse unos 2 años antes que los chicos, es muy importante señalar que el final de la adolescencia esta determinado sobre todo por factores sociales.

Desde el punto de vista psicológico y social cada persona sigue madurando efectiva y sexualmente a lo largo de su vida. En este periodo de la adolescencia se van produciendo los cambios biofisiologicos, psicológicos, intelectuales y sociales.

Cambios psicológicos y emocionales

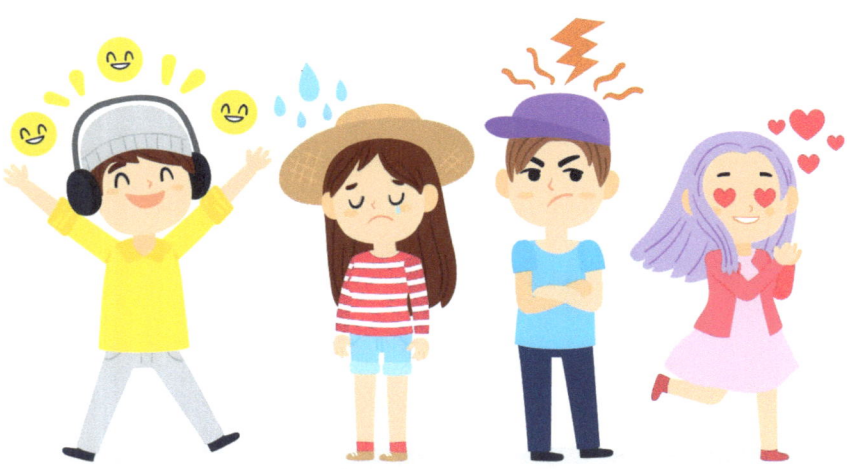

La adolescencia es la etapa de transición de la niñez a la edad adulta, en este lapso de tiempo experimentan cambios físicos, psicológicos y emocionales. La ansiedad por el fin de la niñez ,sienten que ya no son niños pero tampoco adultos, extrañan esa seguridad que les daba la niñez. Tienen un interés profundo por la sexualidad, esto puede generar alegría, curiosidad hasta temor.

Por ser una etapa en el que el interés sexual se despierta, se empiezan a preocuparse por su aspecto físico. Por ser rápidos y bruscos los cambios físicos muchos adolescentes sienten temor y ansiedad ante los cambios que ven en su desarrollo físico.

Buscan vínculos de pertenencia esta es una forma de construir su identidad. Los amigos pasan a ser sus mayores aliados y presentan actitudes rebeldes ante los padres.

Los cambios de ánimos repentinos el enojo, la angustia la indiferencia el amor desmedido son propios de la pubertad. Para enfrentar los cambios se tiene que pensar que la pubertad es una etapa emocionante dejaras de ser niño y descubrirás muchas emociones que marcaran tu vida.

El deseo sexual

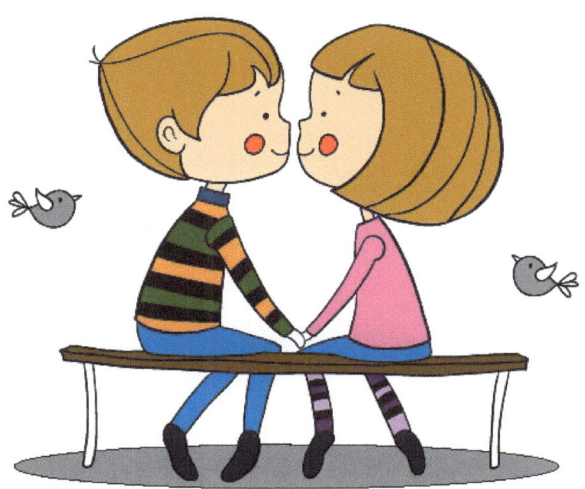

El deseo sexual en medicina y psicoanalis es conocido con el termino de libido y esta condicionado por factores hormonales, psicológicos y nerviosos.

La sexualidad es parte del desarrollo normal del niño y adolescente, siendo en esta etapa que aumenta su preocupación por su sexualidad.

La sexualidad en los adolescentes presentan etapas:

1. Enamoramientos platónicos. Al comienzo de la pubertad se enamoran perdida y platónicamente, la sexualidad todavía no se hace presente en esta etapa.

2. Autoerotismo. Empiezan a tener deseos sexuales que satisfacen con la exploración de sus propios cuerpos

3. Descubrimiento de los otros. En que empiezan a tener deseo sexual por un amigo o amiga, en este etapa ocurre los primeros enamoramientos o emparejamientos.

4. Inicio de la vida sexual activa. Los adolescente comienzan a tener relaciones sexuales ,la edad media para la primera relación sexual esta entre los 16 y 17 años.

Es importante saber que todos somos diferentes y cada uno crecerá y se desarrollara a su propio ritmo.

Consejos para los adolescentes

La pubertad es un periodo complicado para cada familia, en esta etapa comienzan adquirir independencia a la vez que van creciendo hacia su madurez y todo esto produce un desconcierto en sus padres.

Esto es absolutamente normal, pero sin duda provocan molestias en el núcleo familiar ya que la mayoría de los padres no saben como abordar el tema con sus hijos .

La adolescencia ha sido siempre una fuente de conflicto ya que ellos quieren independencia y los padres el control sobre sus actividades y acciones.

En este periodo de transición es normal que cambies tu estado de animo ya que tu cuerpo experimenta cambios hormonales, es importante que hables con la persona de tu confianza sobre estos cambios que estas experimentando y recuerda que no eres el único.

Las actividades creativas, hacer ejercicio y dormir bien también te ayudan a mantenerte ocupado y mejorar el estado de animo.

Es importante fortalecer los lasos entre padres e hijos ya que en esta etapa se necesita comprensión de las dos partes y que exista una comunicación donde los padres puedan ocuparse que la información que le lleguen a sus hijos sea la correcta y la necesaria ,esto evitara embarazos no deseados ,enfermedades de transmisión sexual.y sobre todo ser responsables de sus decisiones que tomaran con su cuerpo y cuando quieran comenzar a ser sexualmente activos.

Los adolescentes tienen que tener presente que los padres también pasaron por las mismas preocupaciones e interrogantes que ellos y dar mas apertura al dialogo y compartir experiencias entre padres e hijos.
Sin duda la mejor escuela es la casa y los mejores maestros los padres por eso tenemos que tener cuidado con nuestras acciones como padres y lo que estamos enseñando en casa.

Consejos para padres

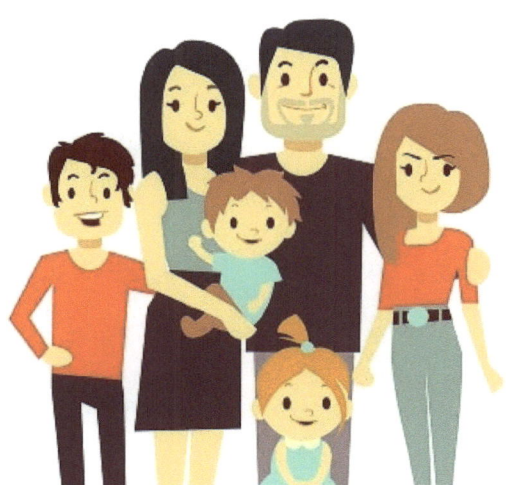

Como dije al comienzo de este capitulo cada ser humano es un mundo diferente y las acciones que tomemos como padres no siempre van a funcionar para todos los hijos. Como padres deberíamos informarnos muy bien sobre el tema antes de abordarlos con nuestros hijos tenemos que prepararnos para las preguntas que nos lloverán.

La educación sexual tenemos que trabajar con nuestros hijos desde los primeros años de vida y seguir avanzando conforme con su edad para cuando llegue el momento de abordar el tema de la sexualidad en la pubertad sea lo mas natural posible e incluso como padres lo tomaremos con calma las conversaciones con los adolescentes y sus inquietudes.

Para que esta comunicación exista es necesario nosotros como padres trabajar desde el comienzo de la vida de nuestros hijos, participando en tareas cotidianas ,en sus juegos infantiles en sus aventuras en sus sueños y dándoles la importancia necesaria y tomándole es serio sus expectativas frente a la vida desde sus edades tempranas todas estas acciones nos llevaran a ganar la confianza de nuestros hijos y cuando llegue el momento nos harán participar de sus decisiones en sus diferentes etapas de su vida, no es un trabajo fácil todo toma su tiempo y paciencia pero vale la pena trabajar es este tema con nuestros hijos.

Consejos para educadores

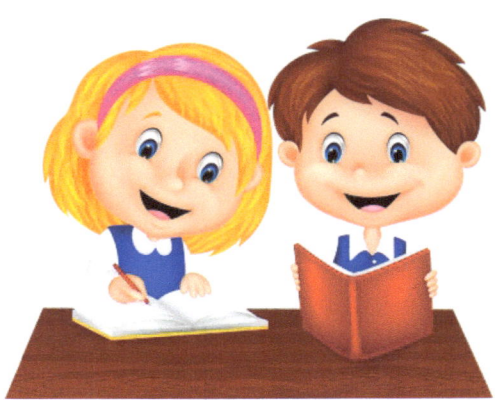

Considerando que las instituciones educativas es el segundo hogar donde pasan el mayor tiempo nuestros hijos tenemos que tener en cuenta que la educación sexual debe ser compartida entre docente padre de familia y adolescente. A pesar que la educación sexual este impartida a un grupo establecido tenemos que considerar que cada individuo tiene su grado de madurez y como tal hay que tratarlos.

Los maestros encargados de impartir la educación sexual en los establecimientos educativos deberían buscar apoyo científico sobre los distintos temas relacionados en el aspecto físico, fisiológico ,psicológico y social en la adolescencia, se les recomienda realizar charlas , campañas, casas abiertas sobre este tema.

En la actualidad el adolescente e inclusos los niños esta expuesto a la información mediante libros, revistas, programas de televisión, el internet, programas de radio e incluso de experiencias de otros adolescentes lo fundamental es saber llegar el momento adecuado con la información correcta, evitar el tema en conversaciones familiares no es adecuado ya que es una etapa mas de la vida y hay que darle la importancia adecuada.
Lo fundamental es desarrollar un vinculo fuerte de comunicación con los hijos para que exista confianza y ellos se sientan que tiene un apoyo durante esta etapa que es cuando se inicia la adolescencia.

BIBLIOGRAFÍA

1. https://www.vidaysalud.com/como-hacer-frente-a-los-cambios-en-la-pubertad/

2. https://www.google.com.ec/search?
hl=es-419&tbm=isch&source=hp&biw=1366&bih=613&ei=-tenXOWRNoyB5wKm6avwDg&q=estudiantes+animados&oq=estudiantes&gs_l=img.1.0.35i39j0i30l9.6211.9531..13121...0.0..2.760.4347.2-4j4j0j1j2....2..2....1..gws-wiz-img.....0..0.OL_bbbKr9dE#imgrc=JleCQHM1JjTwFM:

3. http://www.binasss.sa.cr/adolescencia/0010.ht

4. https://www.always.com.mx/es-mx/sugerencias-y-consejos/tu-primer-periodo/las-fases-de-tu-ciclo-menstrual

5. https://www.vidaysalud.com/cambios-psicologicos-en-la-pubertad/

6. http://www.informajoven.org/info/salud/k_7_7.asp

7. http://otrasmanerasdevivir.elmundo.es/video/consejos-para-tratar-a-adolescentes.html

8. https://es.wikipedia.org/wiki/Libido

9. https://www.google.com.ec/search?
hl=es-419&tbm=isch&source=hp&biw=1150&bih=613&ei=TOCnXJT1AYaB5wLD_7mYCw&q=fase+de+la+menstruaci%C3%B3n&oq=fase&gs_l=img.1.0.35i39j0i30l9.2299.6249..8322...1.0..0.132.622.0j5....2..1....1..gws-wiz-img.....0..0j0i19.k6xLsA6BE7Y

10. https://www.plannedparenthood.org/es/temas-de-salud/para-adolescentes/pubertad

Capitulo 2

PREVENCIÓN DEL EMBARAZO ADOLESCENTE
Lic. Marisol Rea

LIC. MARISOL REA

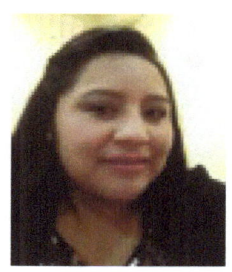

Mis estudios los realice en la provincia Bolívar cantón guaranda, me gradué en el Colegio Ángel Polibio Chavez con la especialidad de químico biólogo, estudie en la UNIVERSIDAD ESTATAL DE BOLIVAR FACULTAD CIENCIAS DE LA SALUD Y EL SER HUMANO, ESCUELA DE ENFERMERÍA.

Realice mi internado en el centro de salud cuatro esquinas y el HOSPITAL ALFREDO NOBOA de la ciudad de Guaranda. el año rural lo realice en el Centro de Salud Nanegal de la ciudad de Quito. Actualmente laboro en el Hospital Docente de Calderón desde septiembre del 2017.

DEDICATORIA

A Dios, por la sabiduría y fortaleza concedida en la trayectoria de este objetivo, a nuestra familia por ser los protagonistas principales de este sueño alcanzado, a ellos dedicamos este libro.

Introducción

La adolescencia es una etapa de cambios, en la cual empieza a crecer y desarrollar nuevas funciones tanto en lo biológico, psicológico y social. Estos cambios no suceden paralelamente, sino que la capacidad reproductiva es la primera función en desarrollarse. Tanto la maternidad como la paternidad son funciones de la edad adulta.
Adolescentes en edad cada vez más temprana viven el drama de la paternidad y maternidad no deseada, el rechazo de los padres y el desprecio o la indiferencia de los demás. Sin preparación alguna para la maternidad llegan a ella las adolescentes y esa imprevista situación desencadena una serie de frustraciones personales y sociales.
Los riesgos y las consecuencias negativas que para la salud física tiene el embarazo adolescente son bien conocidos tales como: complicaciones obstétricas y relacionadas con el embarazo, mortalidad y morbilidad materna, bajo peso del recién nacido, mortalidad y morbilidad de niños e infantes, aborto en condiciones de riesgos, entre otras.

Como dice el dicho: "Más vale prevenir que lamentar", el embarazo adolescente puede truncar todos tus sueños y hacer las cosas más difíciles a la hora de terminar tus estudios, desarrollar una profesión y tener una vida plena y feliz.

Es verdad Los hijos son una gran fuente de inspiración y amor inagotable que te empuja a seguir adelante, pero también son una pesada responsabilidad que necesita de por lo menos dos personas y toda una familia para ayudar con el cuidado de los hijos. Ya es difícil para los adultos asumir esta tarea imaginate lo que sería para alguien que acaba de salir de la niñez y empieza a enfrentar las dificultades de la pubertad y adolescencia. Con tantas hormonas alterando nuestro cuerpo, no es fácil además ser padres y madres.

En este capítulo repasamos los principales métodos de prevención del embarazo en general y del embarazo adolescente en particular. Es uno de los capítulos más importantes ya que, bien aplicado, la prevención es el camino más eficaz para eliminar de nuestra sociedad un fenómeno que si bien no es una enfermedad, es una condición que afecta la vida del y la adolescente a lo largo de toda la vida.

Atención: Ser padre o ser madre es una gran responsabilidad que nos acompaña a lo largo de toda la vida, la decisión de traer un hijo al mundo debe ser seriamente discutida por la pareja y no puede ser fruto de un descuido durante tu práctica sexual

Primero lo primero
Es necesario reflexionar aquí sobre la importancia de la comunicación entre padres e hijos. Hablar de la sexualidad de los hijos no puede ser un tema tabú, etc.

La anticoncepción, contracepción o control de la natalidad es cualquier método o dispositivo para prevenir el embarazo. La planificación, provisión y uso de métodos anticonceptivos es llamado planificación familiar.
Existen diferentes métodos para evitar embarazos no deseados entre los cuales mencionaremos:

Métodos de barrera y el uso del preservativo
Si bien existen diversos métodos de barrera que se pueden mencionar, creo pertinente enfocarse en el preservativo por ser el método de más fácil acceso

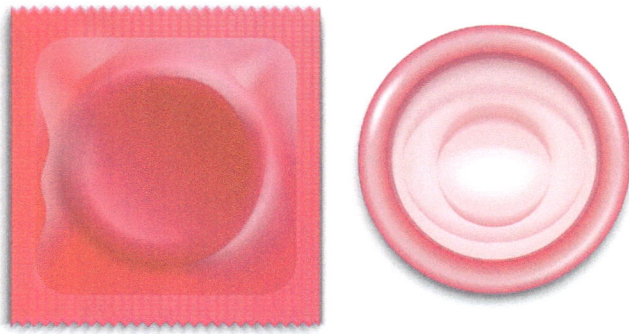

Una revolución llamada píldora

Hablar de la píldora anticonceptiva y de los cambios en la sociedad, pero más que nada hablar de su funcionamiento, y de la necesidad de acudir al ginecólogo antes de iniciar una vida sexual.

La píldora se toman a diario, contienen hormonas que modifican la manera en la que funciona el organismo y previenen los embarazos. Las hormonas son sustancias química que controlan el funcionamiento de los órganos del cuerpo. En este caso las hormonas de las píldoras anticonceptivas controlan los ovarios y el útero.

Las píldora anticonceptivas engrosan la mucosidad del cuello del útero y esto dificulta la entrada del esperma al útero para llegar al óvulo que pueda haberse desprendido.

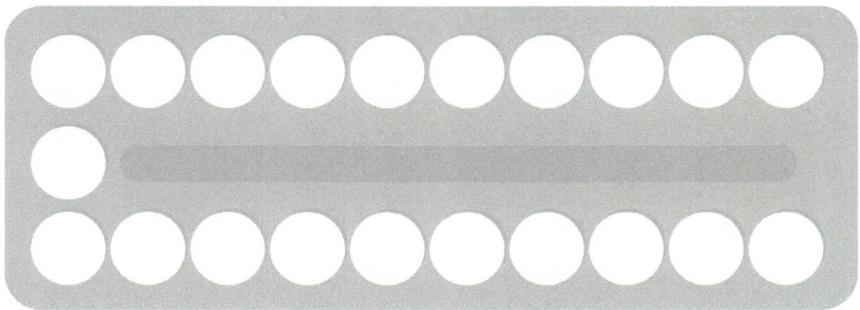

El diu o te de cobre

Este método es un dispositivo pequeño en forma de T con un hilo unido al extremo, previene el embarazo al dañar o matar a los espermatozoides de un hombre o al impedir su ingreso al útero de la mujer.

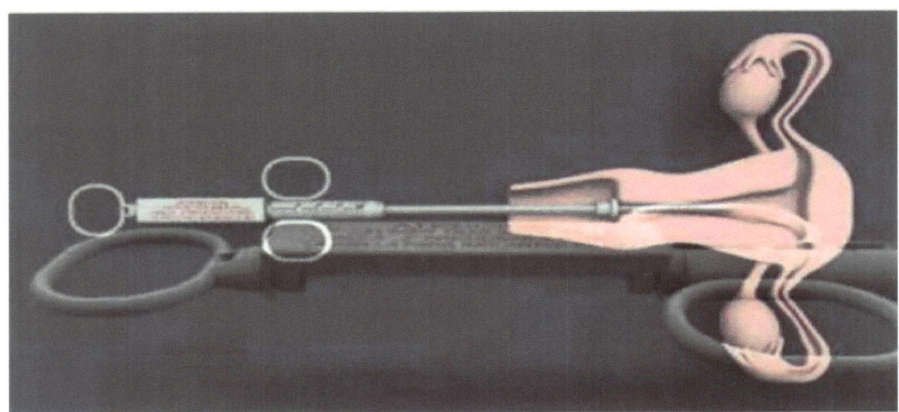

Implante anticonceptivo

Estos implantes son una opción a largo plazo para prevenir embarazos, es una varilla plástica flexible del tamaño de una cerilla que se coloca debajo de la piel en la parte superior del brazo, libera una dosis baja y regular de una hormona progestacional para engrosar la mucosa del cuello del útero y afinar el revestimiento del útero.

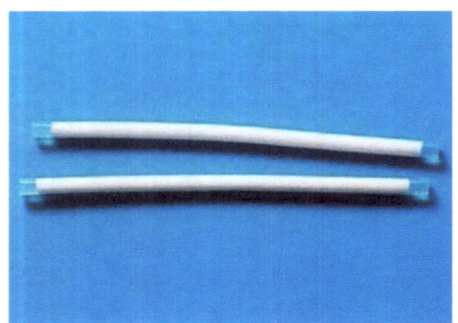 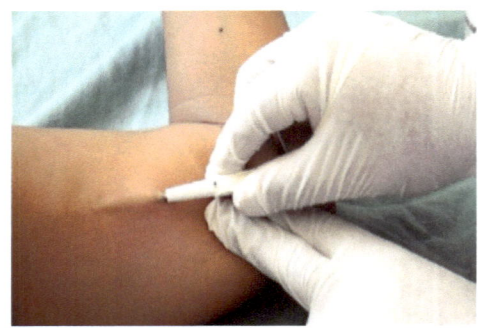

Inyección anticonceptiva

Esta hormona evita el embarazo al prevenir la ovulación. sin óvulo en las trompas, no puede haber embarazo, además esta hormona espesa el moco cervical lo cual impide que el esperma pase, al no juntarse no hay embarazo.

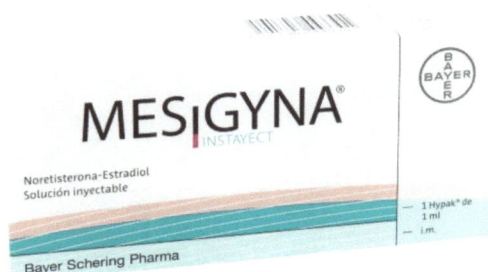

La píldora del día después

Es un método anticonceptivo de emergencia. No protege contra las enfermedades de transmisión sexual pero impide la implantación del óvulo fecundado, evitando así el embarazo. Para que sea eficaz, debe tomarse antes de que hayan transcurrido 72 horas desde la relación sexual.

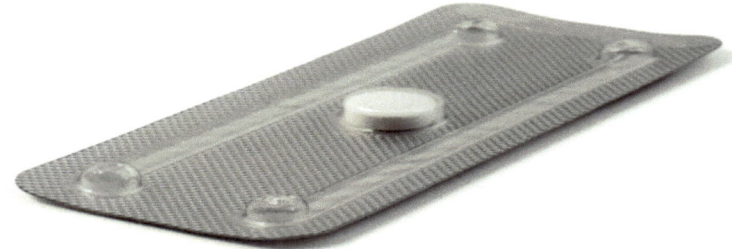

Experimentando la sexualidad

En Este apartado explicamos lo natural que es el deseo sexual y la necesidad de experimentar la sexualidad. Desde las primeras etapas del desarrollo el ser humano va experimentando diversos procesos (etapa oral, etc).

Hoy en día entre los jóvenes el tema de las relaciones sexuales se ha vuelto verdaderamente muy popular, pero no por el hecho de que les interese conocer acerca de el, sino porque cada vez se está haciendo más común que los jóvenes inicien una vida sexual activa desde una muy temprana edad.

Año con año se han registrado estadísticamente que entre la población de jóvenes se ha ido reduciendo cada vez más la edad en la que normalmente tienen su primer encuentro sexual del cual, normalmente a partir de él continúan por tener una vida sexual mente activa teniendo relaciones de este tipo más recurrentemente.

Lo público y lo privado
La intimidad y sus consecuencias

En este apartado explicar que la practica sexual es una actividad intima y que pertenece al ámbito privado de la pareja. No es necesario que el mundo se entere que el adolescente está explorando sus afectos de una manera pública.

Así como se enseña a los niños pequeños que no deben exponer sus genitales frente a otras personas porque son sus partes privadas, de igual modo no es necesario que los jóvenes expongan sus relaciones intimas.

Para la toma de decisiones libre, informada y responsable para su salud sexual y reproductiva, las y los adolescentes necesitan ciertas destrezas que es necesario apoyar y fomentar para su desarrollo.

La construcción de un proyecto de vida no es algo impuesto no se puede decidir sobre el futuro de otra persona de manera arbitraria, pero como madres, padres o personas responsables del cuidado de adolescentes, si debemos orientar e intervenir de manera constructiva en el proceso.

La paciencia y la comunicación son herramientas fundamentales para este proceso.

La sociedad y la sexualidad adolescente

El rol de padres y educadores, las normas y leyes de protección al menor, el abuso infantil (Importante causa de embarazo adolescente). Este apartado es muy importante para reflexionar sobre el rol de los adultos frente a la sexualidad de los chicos y chicas.

Hoy en día las familias están más aisladas y cuentan con menos apoyo, ya que tienen cada vez menos relación, en la actualidad no es extraño conocer familias mono parentales, un tipo de familia nuclear con un solo padre o madre que es cada vez más frecuente en el contexto actual.

La amistad durante la adolescencia se basa en la intimidad, la reciprocidad y la empatía. Eso es posible gracias a las capacidades de abstracción recién adquiridas. Los jóvenes son propensos a la introspección, a hablar de sí mismos todo el tiempo, a contar sus angustias y problemas, por lo que necesitan el contacto con iguales para compartir estos estados.

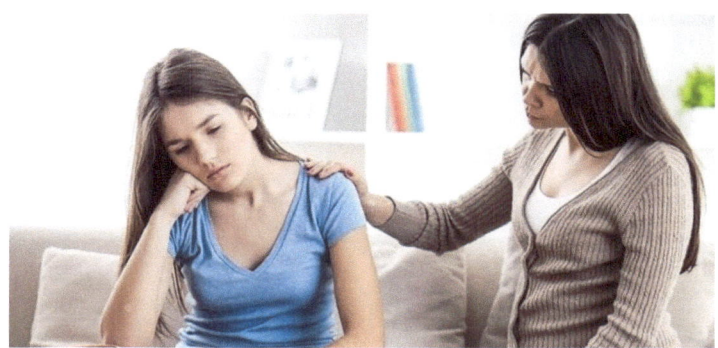

Consejos para padres
1. No exponer a sus hijos a situaciones de abuso sexual.
2. Hablar de sexualidad con los hijos.
3. Presentarles este tipo de información.
4. Una educación sexual de calidad debe dirigirse a que nuestros hijos e hijas aprendan a conocerse, aceptarse y a expresar su sexualidad de modo que sean felices.
5. Sea consciente de la pregunta que hay "detrás de la pregunta". Por

ejemplo, la pregunta implícita "¿soy normal?", a menudo oculta otras acerca del desarrollo sexual, los pensamientos sexuales y los sentimientos sexuales. Dé seguridad a su hijo o hija siempre que pueda.

6. Cualquier padre o madre está capacitado para educar en sexualidad a sus hijos. A veces es suficiente con saber qué recursos hay en el barrio, pueblo o ciudad adonde acompañarlos o derivarlos para que sean informados y/o atendidos.
7. Conviene dejarles claro que con nosotros se puede hablar de sexualidad y que estamos dispuestos a hacerlo, si es que ellos quieren.
8. Conozca lo que se enseña de sexualidad en las escuelas, comunidades religiosas y grupos juveniles.

Consejos para maestros

1. No exponer a sus alumnos a situaciones de abuso sexual.
2. Hablar de sexualidad con los padres y crear estrategias de información en escuelas y colegios.
3. Desarrollar material también desde la docencia en temas de sexualidad adolescente.
4. Más que un profesor, sé un amigo.
5. Conocer la psicología del adolescente.

BIBLIOGRAFÍA

1.Ministerio de Salud, Coordinación Nacional de Salud Sexual y Reproductiva. Guías de manejo de las complicaciones en el embarazo. Panamá, 2009.

2.Ramírez-Daza J.A. Contextos y lógicas de la sexualidad y el embarazo en adolescentes bogotanos. Elementos para comprender la sexualidad "irresponsable". Universidad Nacional de Colombia. Facultad de Ciencias Humanas Departamento de Sociología Bogotá, Colombia, 2011.

3.https://www.monografias.com/docs/Relaciones-sexuales-a-temprana-edad-c-P3MJMJZBZ

4.http://familiasysexualidades.inmujeres.gob.mx/cap_08.html

5.https://www.spapex.es/psi/educacion_sexual.pdf

Capitulo 3

ASPECTOS PSICOLÓGICOS Y SOCIALES DE LA MADRE ADOLESCENTE
Lic. Ivonne Flores Barahona

LIC. IVONNE FLORES BARAHONA

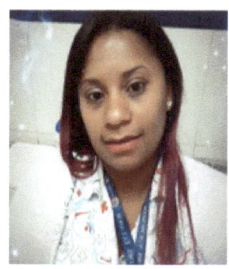

Nacida en la ciudad de guayas, provincia de Guayaquil. El 18 de agosto de 1979.

Mis estudio los realice en el colegio 10 de agosto con la especialidad de químico biólogo, estudie en la UNIVERSIDAD TECNICA DEL NORTE FALCUTAD DE CIENCIAS DE LA SALUD ESCUELA DE ENFERMERIA. Realicé mi internado en el Hospital San Vicente de Paul de la ciudad de Ibarra el año de salud rural lo realice en el Centro de Salud de Dureno provincia de Sucumbios.

Experiencia laboral en el Hospital Psiquiátrico Julio Endara, Actualmente laboro en el Hospital Docente de Calderon desde junio 2016.

DEDICATORIA

AGRADECER A DIOS Y A MIS HIJAS QUE SON EL MOTOR Y COMBUSTIBLE DE MI DIARIO ACCIONAR, TAMBIEN LO DEDICO DE TODO CORAZON A LAS MILES DE MADRE ADOLESCENTES DEL MUNDO QUE DEBEN ENFRENTAR UNA MATERNIDAD AÚN SIENDO NIÑAS.

Introducción

En el presente capítulo se van analizar algunas experiencias personales de la autora en el contexto del embarazo adolescente. El presente trabajo de investigación esta motivado por nuestra inquietud debido al incremento de embarazos en adolescentes a temprana edad.

La adolescencia, es un periodo de transición una etapa de crecimiento que marca el final de la niñez y anuncia la adultez, dicho termino se usa para referirse a una persona que se encuentra entre 13 y 19 años de edad. Para muchos jóvenes la adolescencia es u n periodo de incertidumbre de desesperación , para otros es una etapa de sueños acerca del futuro. En estadísticas oficiales , el comportamiento de los adolescente se refleja en los hospitales públicos. se realizan encuestas en donde se arrojan resultados que la edad promedio en que los adolescente tienen su primera relación sexual es casi a los 16 años .

Por lo ya mencionado entendemos que el embarazo en adolescente es producto de una escasa información y educación sexual, por lo tanto s muy importante que el adolescente conozca todo lo relacionado al sexo y los roles , para que comprendan las responsabilidades que va a tener y también para poder desempeñar esa función sexual aprobada por la sociedad.

Reincidencia

¿Los hijos de una madre adolescente serán en el futuro madres adolescentes también?

El hecho de que una hija adolescente se este por convertir en madre o que un hijo vaya hacer padre puede ser abrumador para la sociedad .

La mayor parte de las madres adolescente an tenido en la generación de las abuelas hace mas probable el embarazo en adolescente entre madre de las segunda generación y esta reincidencia del embarazo en adolescente en la segunda generación contribuye en la repetición de la pobreza.

Revisión de diversos efectos del ea

Área psicosocial

Existen muchos criterios en el ámbito sanitario uno de los mas aceptados es el de la organización mundial de la salud que la define como el periodo de la vida en el cual la persona adquiere la capacidad reproductiva

La OMS define como adolescencia al periodo de la vida en el cual el individuo adquiere la capacidad reproductiva, transita los patrones psicológicos de la niñez a la adultez y consolida la independencia socio-económica y fija sus limites entre los 10 y 20 años. Es considerada como un periodo de la vida libre de problemas de salud pero desde el punto de vista de los cuidados de la salud reproductiva el adolescente es un caso especial.

La adolescencia en muchos países es un periodo que se separa la infancia de la edad adulta es relativamente nuevo durante este periodo conocido como adolescencia el ser humano adquiere su identidad adulta.

Es un factor que pesa fuerte en la vivencia del embarazo adolescente es la poca cercanía de las jóvenes con sus padres, por lo general, las jóvenes deducen que sus padres se esmeran por cubrir sus necesidades pero que no an sabido construir un espacio afectivo con ellas otras instancias que sienten las adolescentes como perdidas es cuando los padres se separan o cuando uno de ellos inicia una nueva familia. Es importante que tanto madres como padres, estén presentes y fundamentalmente se pueda explicar cual es la vivencia sobre la afectividad y sexualidad de los jóvenes.

área familiar la familia es el nombre con que se a designado a una organización social tan antigua como la propia humanidad que ha experimentado. con la evolución histórica, transformaciones que le an permitido adatarse a las exigencias de cada sociedad. la palabra familia proviene de la raíz latina famulus que significa sirviente o esclavo domestico.

La familia es la base de la sociedad y la primera transmisora de valores y costumbres así como el primer lugar de socialización del niño. La situación familiar determina el entorno en que el adolescente desarrolla sus actividades, allí encontrara el soporte y apoyo que necesita en esta etapa o por el contrario recibirá todos los impactos negativos que podrán complicar y dañar su crecimiento.

cabe señalar que hay distintos tipos de familia, y en la actualidad las familias disfuncionales se presentan con mucha frecuencia. Las familia presentan cuadros de pobreza y disfuncionalidad. En este entorno la pobreza exacerba la falta de oportunidades y opciones para el desarrollo personal de los y las adolescentes.

En algunos casos estos se ven forzados a asumir roles y responsabilidades de adultos en el desarrollo personal y el ejercicio de sus derechos. Sobre todo en la educación ello se hace evidente cuando se ven forzados a abandonar la escuela para apoyar las actividades domesticas en sus hogares.

Revisión de diversos efectos del EA
Área afectivo-personal el nivel de aceptación o afectivo personal es regular, las adolescentes sufren un shock emocional pero también ha habido alegría significa que an tenido el apoyo de su familia, socialmente dado el entorno no ha habido un rechazo marcado puesto que el contexto en que se encuentran no es un rechazo en la comunidad.

Lo que si cabe señalar es que las relaciones con los padres de los bebes no es tan buena se ha basado en el engaño y en la ilusión de las adolescentes que buscan aceptación, cariño, comprensión y tolerancia, lo cual no reciben en sus hogares.

Las relaciones sociales y familiares son de vital importancia en la vida sin lugar a dudas los espacios familiares y domésticos dan sentido de pertenencia, las niñas ,adolescentes y jóvenes corren el riesgo de enfrentarse a situaciones serias y graves como lo es un embarazo adolescente o peor a un caer en manos de depravados o delincuentes.

Conclusiones y recomendaciones

La adolescencia es mas complejo que en un tiempo determinado y enmarcado en edades determinadas antiguamente se considera que la adolescencia iniciaba a los trece años de edad culminando al termino de la escolaridad hoy en día la juventud es comprendida como tiempos propios que introducen a los sujetos en nuevos estilos de vida, de sueños deseos anhelos y fantasías. La adolescencia no implica necesariamente adolecer, sufrir, tampoco implica tiempos por fuera de los conflictos habitual de los problemas familiares, sociales. El embarazo adolescente en el Ecuador se ha incrementado considerablemente en estos últimos años peses a ciertos intentos por hacer que estos disminuyan, por ahora es considerado como u problema de salud publica.

El ministerio de educación a través de estrategias nacional intersectorial de planificación familiar y prevención del embarazo en adolescente y el plan del buen vivir incrementa políticas económicas y sociales del país incluye directrices brindar atención integral a las mujeres y a los grupos de atención prioritaria con enfoque de genero generacional, familiar, comunitario e intercultural.

Área sexual

Entre los desafíos que deben enfrentar las y los adolescentes esta relacionada con la practica de su sexualidad y el riesgo que este conlleva a un embarazo no deseado y sus consecuencias de contraer enfermedades de transmisión sexual y otros riesgos derivados de la practica sexual con consecuencias perjudiciales para su salud sexual incluido experiencias frustrantes y hasta el daño reproductivo. Los jóvenes ejercen su sexualidad sin un sentido de cuidado y responsabilidad sobre el cuerpo y la integridad del otro. La sexualidad como tal, es vista como un secreto difícil porque posee conducir la vida de los sujetos los encuentros sexuales no son mas que la la búsquedas de un encuentro hacia una relación amorosa. La sexualidad llevan con sigo el temor al compromiso del amor, de las ternura y de los afectos y de los encuentros y desencuentros humanos. En los embarazo precoces se ven envueltas para toda la vida, mientras que en la juventud las relaciones son pasajeras y las experiencias sexuales están a la orden del día.

BIBLIOGRAFÍA

1. Bergeron, M.1974 El Desarrollopsicologico Del Niño Madrid. Ediciones
2. Estevez.E.Los Problemas De La Adolescencia .Madrid Sintesis S.A.2013
3. Gervilla.A.Familia Y Educacion Familiar Madrid. Narcea.2008
4. Paginas Electronicas
5. File:/// E:Tesis /Embarazo Adolescensia .Pdf
6. Ministerio De Educacion Ecuador 2013

Capitulo 4

COMPLICACIONES EN EL PERIODO DE GESTACION EN UNA MADRE ADOLESCENTE

Lic. Angelica Simbaña

LIC. ANGELICA SIMBAÑA

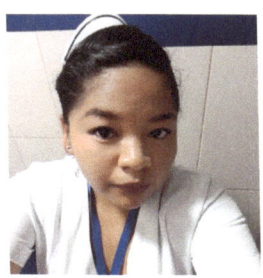

Nació el 22 de julio de 1991 en Quito, Provincia de Pichincha. Sus estudios de secundaria los realizo en el Colegio Nacional Experimental María Angélica Idrobo en Quito en donde se graduó como Bachiller Químico Biólogo.

Realizo su educación superior en la Universidad Central del Ecuador; durante sus estudios realizo su internado rotativo en el Hospital Provincial General Docente de Riobamba en la Provincia de Chimborazo y su Año de Salud Rural en el Centro de Salud Otón pertenece al distrito de salud 17D10 CAYAMBE; PEDRO MONCAYO. En el 2015 obtuvo su título de Licenciada en Enfermería

DEDICATORIA

El presente libro lo dedico principalmente a Dios, por ser el inspirador y darnos fuerza para continuar en este proceso, A mis padres, esposo e hija por su amor, apoyo y confianza gracias a ustedes he culminar este capítulo.

Factores de riesgo en el embarazo adolescente

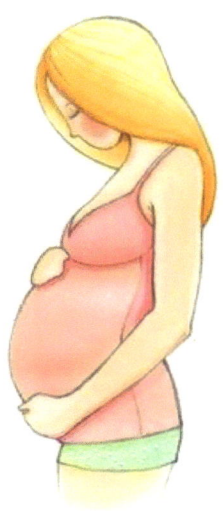

El problema del embarazo en la adolescencia es multifactorial, entre los cuales mencionaremos:

a) FACTORES DE RIESGO INDIVIDUALES: entre algunos se destacan el inicio precoz de las relaciones sexuales, temprana maduración sexual, bajo nivel académico, inadecuada educación sexual, desocupación, la poca habilidad de planificación familiar, baja autoestima y desvalorización femenina.

b) FACTORES DE RIESGO FAMILIARES: se podría considerar la pérdida de figuras significativas en la familia o a su vez pertenecer a familias no funcionales.
Una gran cantidad de adolescentes embarazadas convivientes solo con la madre, y que esto puede llevar a una inadecuada atención de las necesidades del adolescente debido a la carga laboral, del hogar y económica que recae sobre la madre.

c) FACTORES DE RIESGO SOCIALES: Estrés, delincuencia, alcoholismo, mitos y tabúes sobre sexualidad, predominio del "amor romántico" en las relaciones sentimentales de los adolescentes.

Riesgos durante el periodo de gestación en la adolescente y sus características

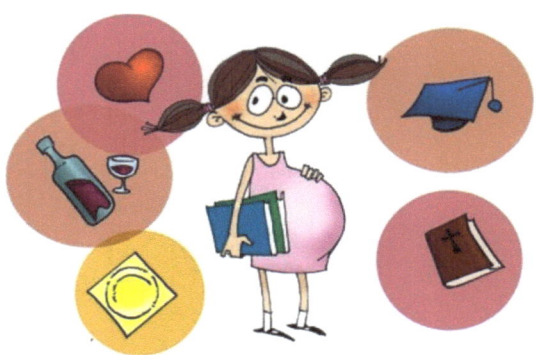

En la adolescencia la mayoría de mujeres puede quedar embarazada, pero ni su cuerpo ni su mente están en capacidad de llevar un hijo en el vientre.

En esa edad, ni la pelvis ni los huesos han alcanzado su completo desarrollo, por lo que es difícil sostener el peso del feto por nueve meses por lo cual se presenta un sin número de complicaciones antes del parto, entre los cuales mencionaremos: Placenta Previa, Preeclampsia, Parto Prematuro, Anemia Grave y Ruptura Prematura de Membranas.

Placenta previa
Para entender esta complicación que se presenta durante el periodo de gestación vamos a definir.

¿Que es la placenta?
La placenta es una estructura que se forma dentro del útero durante el embarazo y proporciona oxígeno y nutrición al bebé, a la vez que elimina sus desechos, se conecta con el bebé mediante el cordón umbilical. En la mayoría de los embarazos, la placenta se adhiere a la parte superior o lateral del útero.

La placenta previa ocurre cuando la placenta del bebé obstruye de manera total o parcial el cuello uterino de la madre (la salida del útero). La placenta previa puede provocar un sangrado grave durante el embarazo y el parto.

Las anomalías de la inserción placentaria se asocian a una elevada morbimortalidad materna y perinatal. Las principales complicaciones maternas son hemorragia severa, coagulación intravascular diseminada, histerectomía, procesos tromboembólicos, septicemia y alto riesgo de ingreso a las unidades de cuidado intensivo e incluso la muerte. En cuanto a las complicaciones perinatales tenemos: prematurez, la restricción del crecimiento fetal y el bajo peso al nacer, hipoxia y muerte fetal son las más prevalentes.

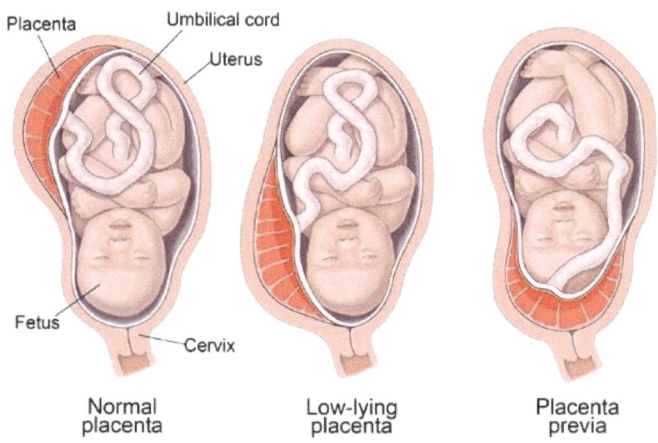

Síntomas
S tienes placenta previa puedes presentar sangrado vaginal indoloro de color rojo brillante durante la segunda mitad del embarazo es el síntoma principal de placenta previa. Algunas mujeres también tienen contracciones.

Clasificación
Se han reconocido 4 tipos de esta anormalidad:

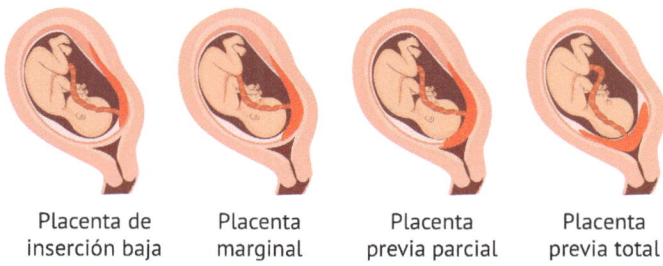

- TIPO I: Implantación baja de la placenta. La placenta está implantada en el segmento uterino inferior de modo que el borde de la placenta no llega al orificio interno pero se encuentra en estrecha proximidad.
- TIPO II: Placenta previa marginal. La placenta llega al margen del orificio cervical interno, pero no lo sobrepasa.
- TIPO III: Placenta previa oclusiva parcial. La placenta cubre parcialmente el orificio interno.
- TIPO IV: Placenta previa oclusiva total. El orificio cervical interno está cubierto por completo por la placenta.

Complicaciones
- Sangrado. Durante el trabajo de parto, el parto o en las primeras horas después de dar a luz, puede presentarse un sangrado (hemorragia) vaginal intenso que puede poner en riesgo la vida.
- Parto prematuro. El sangrado intenso puede dar lugar a una cesárea de emergencia antes de que tu embarazo haya llegado a término.

Tratamiento
Debido a las implicaciones que conllevan las anomalías de inserción placentaria en la madre y el feto, el tratamiento debe ser integral y mediante un equipo multidisciplinario. Se debe individualizar el tratamiento en cada gestante. Esto dependerá principalmente de la edad gestacional y de las condiciones materno-fetales, para determinar el tratamiento más adecuado.

Preeclampsia
En todo el mundo, los trastornos hipertensivos constituyen una de las complicaciones más habituales del embarazo y son responsables de un importante porcentaje de morbimortalidad tanto materna como perinatal, especialmente en los lugares de escasos recursos.

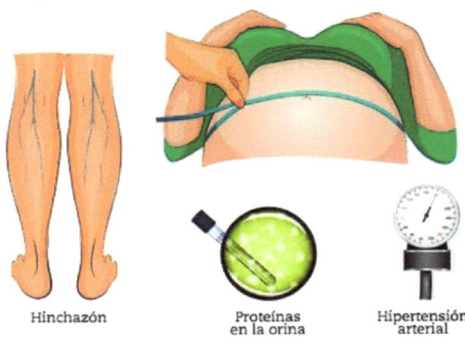
Hinchazón   Proteínas en la orina   Hipertensión arterial

La preeclampsia es una complicación del embarazo caracterizada por presión arterial alta y signos de daños en otro sistema de órganos, más frecuentemente el hígado y los riñones. Generalmente, la preeclampsia comienza después de las 20 semanas de embarazo. Si no se trata, la preeclampsia puede desencadenar complicaciones graves, incluso mortales, tanto para ti como tu bebé.

Si se te diagnostica preeclampsia en el embarazo demasiado temprano para dar a luz a tu bebé, tú y el médico enfrentan a una tarea difícil. Tu bebé necesita más tiempo para madurar, pero debes evitar ponerte a ti o a tu bebé en riesgo de sufrir complicaciones graves.

Síntomas
- A veces, la preeclampsia no provoca síntomas. La presión arterial alta puede presentarse lentamente o tener una aparición repentina, el primer signo de preeclampsia es, con frecuencia, el aumento de la presión arterial. La presión arterial que supera los 140/90(mm Hg) o más.
- Otros signos y síntomas de preeclampsia pueden comprender:
- Exceso de proteínas en la orina (proteinuria).
- Dolores de cabeza intensos.
- Cambios en la visión, entre ellos, pérdida temporal de la visión, visión borrosa o sensibilidad a la luz.
- Dolor en la parte superior del abdomen, por lo general, debajo de las costillas y en el lado derecho.
- Náuseas o vómitos.
- Menor producción de orina.
- Niveles más bajos de plaquetas en la sangre (trombocitopenia).
- Función hepática alterada.
- Dificultad para respirar, causada por la presencia de líquido en los pulmones.

Causas
La causa exacta de la preeclampsia comprende varios factores. Los especialistas creen que comienza en la placenta, el órgano que nutre al feto durante el embarazo.

En las primeras semanas del embarazo, se forman nuevos vasos sanguíneos y estos evolucionan para enviar sangre a la placenta de forma eficiente. En las mujeres con preeclampsia, parece que estos vasos sanguíneos no se desarrollan o no funcionan de manera adecuada.

Las causas de esta formación anormal pueden comprender las siguientes:
- Un flujo de sangre insuficiente al útero
- Daño en los vasos sanguíneos
- Un problema en el sistema inmunitario
- Determinados genes

La preeclampsia se clasifica como uno de los cuatro trastornos de presión arterial alta que se pueden presentar durante el embarazo.

Factores de riesgo
La preeclampsia se manifiesta solo como una complicación del embarazo. Los factores de riesgo incluyen los siguientes:

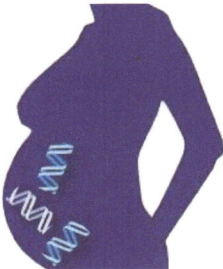

- **Antecedentes de preeclampsia:** Los antecedentes personales o familiares de preeclampsia aumentan significativamente el riesgo.
- **Hipertensión crónica:** Si tuviste hipertensión crónica, corres mayor riesgo de desarrollar preeclampsia.
- **Primer embarazo:** El riesgo de tener preeclampsia es mayor durante tu primer embarazo.
- **La edad:** El riesgo de tener preeclampsia es mayor en el caso de las mujeres embarazadas muy jóvenes o mayores de 40 años.
- **La raza:** Las mujeres de raza negra tienen un riesgo más alto de tener preeclampsia.

- **Obesidad:** El riesgo de preeclampsia es mayor si eres obesa.
- **Embarazo múltiple:** La preeclampsia es más frecuente en las mujeres embarazadas de mellizos, trillizos u otros embarazos múltiples.
- **Intervalo entre embarazos:** Tener bebés con menos de dos años o más de 10 años de diferencia conduce a un mayor riesgo de tener preeclampsia.

Complicaciones

Mientras más grave sea la preeclampsia y más temprano se presente en el embarazo, mayores serán los riesgos para ti y tu bebé.

Entre las complicaciones de la preeclampsia se incluyen las siguientes:

- **Restricción del crecimiento fetal:** La preeclampsia afecta a las arterias que suministran sangre a la placenta. Si la placenta no recibe la cantidad suficiente de sangre, el bebé puede recibir un nivel inadecuado de sangre y oxígeno, y menos nutrientes. Esto puede ocasionar un crecimiento lento, conocido como "restricción del crecimiento fetal", bajo peso al nacer o parto prematuro.
- **Parto prematuro:** Si tienes preeclampsia con características graves, es posible que debas adelantar el parto para salvar tu vida y la de tu bebé.
- **Desprendimiento placentario:** La preeclampsia aumenta el riesgo de tener desprendimiento de la placenta, un trastorno que consiste en la separación de la placenta de la pared interior del útero antes del parto. Un desprendimiento grave puede ocasionar un sangrado intenso, que puede poner en riesgo tu vida y la de tu bebé.
- **Síndrome de HELL:** Es una forma más grave de la preeclampsia, y puede poner en riesgo rápidamente tu vida y la de tu bebé. El síndrome de HELLP es particularmente peligroso porque implica daños a varios sistemas de órganos.
- **Eclampsia:** Si la preeclampsia no se controla, es posible que se desarrolle una eclampsia, que es, en esencia, una preeclampsia con convulsiones.

Diagnóstico

Para diagnosticar la preeclampsia, debes tener presión arterial alta y una o varias de las siguientes complicaciones después de la semana 20 de gestación.

- Proteínas en la orina (proteinuria).
- Un recuento bajo de plaquetas.
- Función hepática deteriorada.
- Signos de problemas renales que no sean proteínas en la orina.
- Líquido en los pulmones (edema pulmonar).
- Aparición de dolores de cabeza o trastornos de la visión.

Tratamiento

El tratamiento más efectivo para la preeclampsia es el parto. Tienes mayor riesgo de sufrir convulsiones, desprendimiento placentario, derrames y sangrado grave hasta que se reduce la presión arterial. No obstante, si el embarazo no está lo suficientemente avanzado, el parto no será la mejor opción para el bebé.

Parto prematuro

Se define como parto pretérmino aquel que se produce entre las 22 y las 36 semanas 6 días después de la fecha de última menstruación.

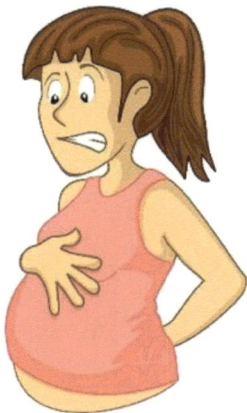

Causas

En la mayoría de las mujeres, se desconoce el motivo, entre las más comunes tenemos:
- Infecciones.
- Sangrado vaginal.
- Cambios hormonales.

• Estiramiento del útero. Esto puede ocurrir por tener más de un feto, un bebé grande o demasiado líquido amniótico

Factores de riesgo
La mayoría de las mujeres que experimentan trabajo de parto pretérmino no tienen factores de riesgo conocidos. Sin embargo, existen condiciones que aumentan el riesgo.

Factores de riesgo de la madre
• Fumar.
• Ser menor de 20 años o mayor de 35.
• Tener problemas de salud de largo plazo, como una enfermedad cardíaca o renal.
• Usar drogas ilegales, como la cocaína.
• Tener un útero de forma anormal.
• Tener un cuello uterino que no puede permanecer cerrado.
• Estrés.

Factores de riesgo relacionados con el embarazo
• Placenta que se separa del útero antes de tiempo.
• Placenta en posición anormal.
• Placenta que no funciona como debería.
• Ruptura del saco que recubre al feto antes de tiempo (ruptura prematura de las membranas).

Factores de riesgo para el feto
• Defectos de nacimiento.
• Problemas con el crecimiento del feto.

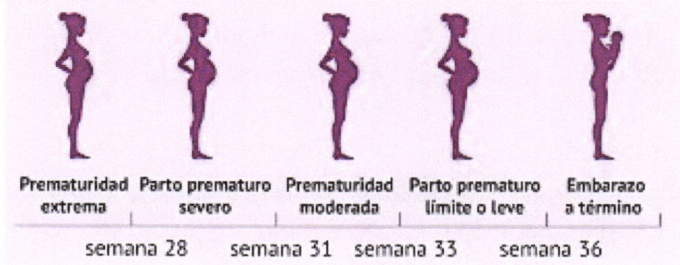

Síntomas
Estos son los síntomas más comunes del trabajo de parto pretérmino:
- Tensión en el útero (contracciones), especialmente si son más de 4 en 1 hora.
- Cólicos similares a los dolores menstruales.
- Presión en la parte baja del abdomen.
- Dolor de espalda.
- Diarrea.
- Cambio en el tipo o la cantidad de la secreción vaginal. Puede ser sangre, moco o fluido acuoso.
- Chorros de líquido de la vagina.

Tratamiento
El tratamiento para el trabajo de parto pretérmino puede incluir:
- Reposo en cama, ya sea en casa o en el hospital.
- Medicamentos tocolíticos. Ayudan a disminuir o detener las contracciones.
- Corticoesteroides. Ayudan a que los pulmones del bebé crezcan y maduren. Los pulmones de los bebés prematuros pueden tener dificultades para funcionar por sí mismos.
- Cerclaje cervical. Este procedimiento se usa para cerrar el cuello del útero con una sutura. Se puede realizar cuando el cuello de útero es débil y no logra permanecer cerrado.
- Antibióticos. Se usan para tratar infecciones.

Complicaciones
Los bebés prematuros pueden tener:
- Problemas para mantener la temperatura corporal estable o conservar el calor.
- Problemas para respirar.
- Problemas en el corazón y los vasos sanguíneo, incluso defectos en el corazón y problemas en la sangre y el ritmo cardíaco.
- Problemas en la sangre.
- Problemas en los riñones.
- Problemas digestivos, incluso dificultades para alimentarse y mala digestión
- Problemas del sistema nervioso que incluyen sangrado en el cerebro o convulsiones.

Infecciones
Los bebés prematuros también pueden tener problemas de salud a largo plazo. Por lo general, cuanto más prematuro es el bebé, más graves y duraderos son los problemas de salud.

Medidas de prevención
Los cuidados prenatales son importantes para identificar problemas y factores del estilo de vida que pueden aumentar los riesgos de trabajo de parto y parto prematuros. A continuación se enumeran algunas formas para evitar el trabajo de parto pretérmino:
- Si fuma, consiga ayuda para dejar de fumar antes de quedar embarazada.
- Averigüe si tiene riesgo de tener un trabajo de parto pretérmino.
- Conozca cuáles son los síntomas del trabajo de parto pretérmino.

Anemia en el embarazo
La anemia es una afección que se produce por tener muy pocos glóbulos rojos. Eso disminuye la capacidad que tienen los glóbulos rojos de transportar oxígeno o hierro. Su bebé depende de la sangre de la madre, si usted tiene anemia, es posible que su bebé no pueda crecer hasta alcanzar un peso saludable, quizás nazca antes (nacimiento prematuro) o tenga bajo peso al nacer.

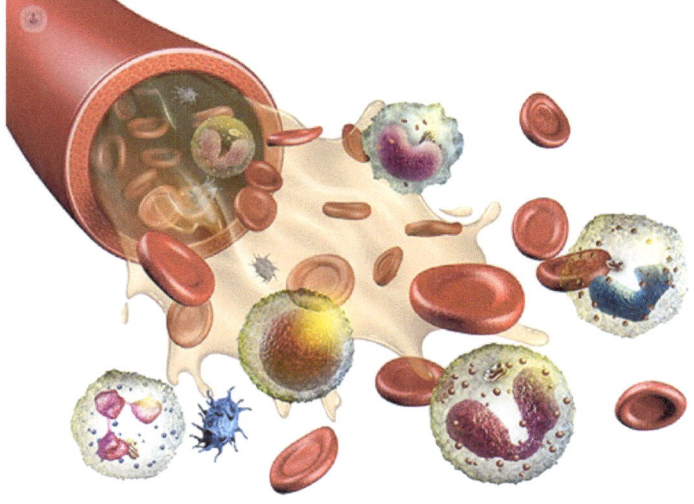

Tipos

Puede tener diferentes tipos de anemias durante el embarazo. Son las siguientes:

- **Anemia del embarazo:** Durante el embarazo, una mujer tiene más cantidad de sangre. Esto hace que la concentración de glóbulos rojos en su cuerpo se diluya. Esto suele denominarse anemia del embarazo y no se la considera anormal, a menos que los niveles sean muy bajos.
- **Anemia ferropénica:** Durante el embarazo, su bebé usa los glóbulos rojos de la madre para crecer y desarrollarse, en especial en los últimos tres meses de embarazo. Si usted tiene un exceso de glóbulos rojos almacenados en la médula ósea antes de quedar embarazada, puede usar esas reservas durante el embarazo para satisfacer las necesidades del bebé.
- **Deficiencia de vitamina B12:** La vitamina B12 es importante para la formación de glóbulos rojos y la síntesis de proteínas. Comer alimentos de origen animal, tales como leche, carnes, huevos y aves, puede prevenir la deficiencia de vitamina B12.
- **Deficiencia de folato:** El folato también llamado ácido fólico, es una vitamina B que colabora con el hierro en el crecimiento celular. Si no tiene suficiente ácido fólico durante el embarazo, puede tener una deficiencia de hierro, ya que el hierro y el ácido fólico se encuentran en los mismos tipos de alimentos y estos pueden evitar ciertos defectos de nacimiento en el cerebro o la médula espinal si se lo consume antes de la concepción y en las primeras etapas del embarazo.

Síntomas

Es posible que las mujeres con anemia del embarazo no tengan síntomas evidentes.

Algunos de los síntomas son:

- Palidez de la piel, los labios, las uñas, las palmas de las manos y la parte inferior de los párpados.
- Fatiga.
- Vértigo o mareos.
- Respiración dificultosa.
- Ritmo cardíaco rápido (taquicardia).

Los síntomas de la anemia en ocasiones pueden ser similares a los de otras afecciones o problemas médicos por lo cual es muy importante acudir a tu médico.

Diagnostico
Suele encontrarse durante un análisis de sangre de rutina que se hace para ver los niveles de hemoglobina o hematocrito. Otras maneras de comprobar si hay anemia pueden incluir análisis de sangre adicionales y otros procedimientos de evaluación.

- La hemoglobina es la parte de la sangre que distribuye oxígeno de los pulmones hacia los tejidos del cuerpo.
- El hematocrito es la medición del porcentaje de glóbulos rojos dentro de un volumen específico de sangre.

Tratamiento
Tú medico determinará el mejor tratamiento para su anemia según lo siguiente:
- Su embarazo.
- Su estado de salud general e historia clínica.
- El grado de su anemia.
- Su tolerancia a medicamentos específicos, procedimientos o terapias.
- Cuánto se espera que dure la enfermedad.
- El tratamiento depende del tipo de anemia y lo grave que sea.

Prevención
Una buena nutrición antes del embarazo no solo ayuda a prevenir la anemia, sino también ayuda a construir otras reservas nutricionales en el cuerpo de la madre.
Las buenas fuentes de alimento con hierro incluyen lo siguiente:
Carnes rojas, Carne de ave, Carne de pescado, los mariscos, Vegetales de hojas verdes, Legumbres, Pastas, arroz, cereales y panes blancos enriquecidos con hierro.

BIBLIOGRAFÍA

1. https://www.mayoclinic.org/es-es/diseases-conditions/placenta-previa/symptoms-causes/syc-20352768

2. http://www.chospab.es/area_medica/obstetriciaginecologia/docencia/seminarios/2010-2011/sesion20110112_1.pdf

3. https://www.salud.gob.ec/wp-content/uploads/2019/02/GPC_anomalias_de_insercion_placentaria_2017.pdf

4. https://www.salud.gob.ec/wp-content/uploads/2017/03/MSP_Trastornos-hipertensivos-del-embarazo-con-portada-3.pdf

5. https://www.salud.gob.ec/wp-content/uploads/2017/03/MSP_Trastornos-hipertensivos-del-embarazo-con-portada-3.pdf

6. http://www.scielo.org.pe/scielo.php?script=sci_arttext&pid=S2304-51322018000300013

7. https://www.stanfordchildrens.org/es/topic/default?id=trabajodepartoprematuro-90-P05607

8. https://www.stanfordchildrens.org/es/topic/default?id=anemiainpregnancy-90-P05537

9. https://www.msdmanuals.com/es-ec/professional/ginecolog%C3%ADa-y-obstetricia/anomal%C3%ADas-y-complicaciones-del-trabajo-de-parto-y-el-parto/rotura-prematura-de-membranas-rpm

10. https://www.stanfordchildrens.org/es/topic/default?id=rupturaprematurademembranasrpmlarupturaprematurademembranaspretrminorpmp-90-P05606

11. https://www1.nichd.nih.gov/espanol/salud/temas/labor-delivery/informacion/Pages/complicaciones.aspx

12. https://www.stanfordchildrens.org/es/topic/default?id=fetalgrowthrestrictionfgr-90-P05572

13. https://www.stanfordchildrens.org/es/topic/default?id=low-birth-weight-90-P05491

Capitulo 5

LA SALUD SEXUAL Y REPRODUCTIVA DESPUÉS DE TU PRIMER HIJO
Msc. Maritza Barreno

Msc. MARITZA BARRENO

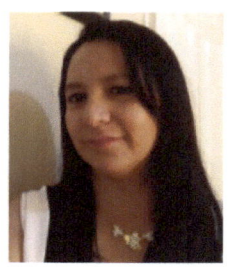

Licenciada en Enfermería-Universidad Central del Ecuador U.C.E.
Diplomado Superior en Administración de los Servicios de la Salud-UNIANDES. Especialista en Administración y Organización de Hospitales-UNIANDES. Magister en Gestión de los Servicios Hospitalarios-UNIANDES. Ganadora de concurso de méritos y oposición Hospital de Especialidades de las FF.AA Quito-2006 al 2015. Supervisora encargada de la Unidad de Quemados-Hospital de Especialidades de las FF.AA Quito.
Ganadora de concurso de méritos y oposición Hospital General Docente de Calderón 2015 hasta la fecha. Líder de Proceso de Internación de Gíneco-obstetricia y Alojamiento Conjunto-Hospital General Docente Calderón / HGDC. Miembro de la Comisión Materno-neonatal de auditoría de Historias Clínicas-HGDC. Miembro de la Comisión ESAMyN (Establecimiento de Salud amigos de la Madre y el Niño) - HGDC. Tutora de práctica hospitalaria en HGDC-UDLA. Co-autora del Libro " CÓMO PREVENIR LA DEMENCIA"/Editorial: CUEVA EDITORES.

DEDICATORIA

"Tomar la decisión de tener un hijo es trascendental. Se trata de decidir que tu corazón caminará siempre fuera de tu cuerpo"
Elisabeth Stone.

Este libro fruto de mi esfuerzo y constancia va dedicado a mi madre porque ella sembró en mí la semilla del amor, la responsabilidad, el deseo de triunfar y superarme.

Introducción

Como hemos visto en capítulos anteriores, el inicio de la vida sexual de la mujer adolescente suele darse sin cumplir medidas básicas de protección contra las ITS (Infecciones de Transmisión Sexual) y el embarazo no deseado.

Según la ENSANUT, el 39.2% de adolescentes entre 15 y 19 años ha iniciado una vida sexual activa. El 7.5% tuvieron su primera relación sexual antes de los 15 años, y el 30.1% antes de los 18 años. (ENSANUT, 2012)

El enfoque de sexualidad integral plantea la necesidad, no desde una perspectiva meramente reproductiva, sino reconocerla como parte del desarrollo integral del ser humano durante las diferentes etapas de su vida, en la que es fundamental la autonomía para decidir sobre la vida sexual sin violencia y discriminación. Cuando una niña se queda embarazada, su presente y futuro cambian radicalmente, y rara vez para bien. Puede terminar su educación, se desvanecen sus perspectivas de trabajo y se multiplica su vulnerabilidad frente a la pobreza, la exclusión y la dependencia.

Pero, ¿qué ocurre con la vida sexual de la adolescente después de su primer parto?. En este capítulo analizaremos aspectos relativos a la salud reproductiva y sexual de la madre adolescente y brindaremos una serie de pautas a seguir para evitar nuevos embarazos no deseados, ITS y secuelas emocionales en nuestras jóvenes.

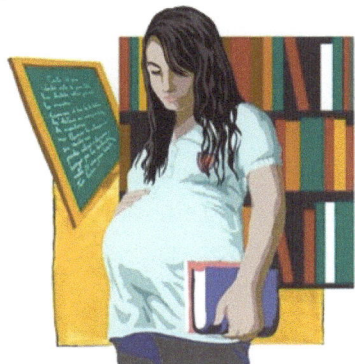

"si ya tuvo un hijo debe ser una facilona"

El estigma social

La madre adolescente en particular y la mujer adolescente en general que inicia su vida sexual a edad temprana suele ser objeto del estigma de ser "una chica fácil", si a esto sumamos el hecho de que la madre adolescente, debido a los procesos derivados de la misma maternidad y por la falta de un soporte emocional en casa suele manifestar una serie de necesidades afectivas y de protección para ella y su bebé.

Entonces puede ser víctima de engaño o someterse a una falta sensación de seguridad frente a una nueva pareja. Potenciando las probabilidades de un nuevo embarazo.

Algunos riesgos en la vida sexual y afectiva son:

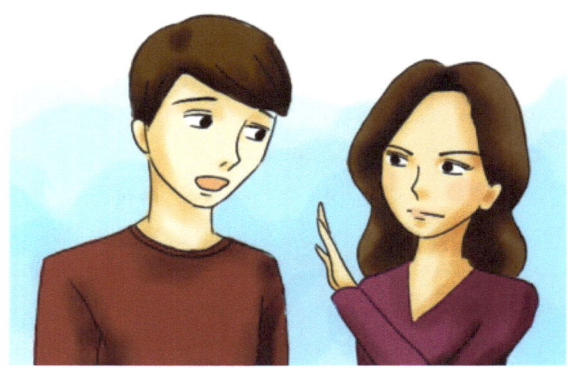

"¿Por qué no lo haces conmigo?, es claro que ya lo haz hecho antes"

Ser víctima de chantaje emocional

Las nuevas parejas de la madre adolescente darán por hecho de ella que tiene que acceder a mantener encuentros sexuales sin consentimiento, frases como: "si ya lo haz hecho antes porque ahora te niegas" o "si me quieres de verdad debes ser mía", son muy frecuentes y la presión para mantener relaciones sexuales se da de forma reiterada y desde las etapas iniciales de cualquier nueva relación afectiva o romántica.

"Nunca por encima de ti, nunca por debajo de ti, siempre a tu lado" Walter Winchell.

Ser víctima de la mercantilización del encuentro sexual

Son innumerables los hombres mucho mayores que la madre adolescente que suele ofrecer beneficios o "ayuda económica" a cambio de favores sexuales. Cuando la joven no dispone de los recursos necesario y el soporte emocional de una familia capaz de brindar contención y apoyo es posible que la joven acepte este tipo de encuentros sexuales ocasionales o frecuentes minando aún más su ya frágil estructura emocional y autoestima.

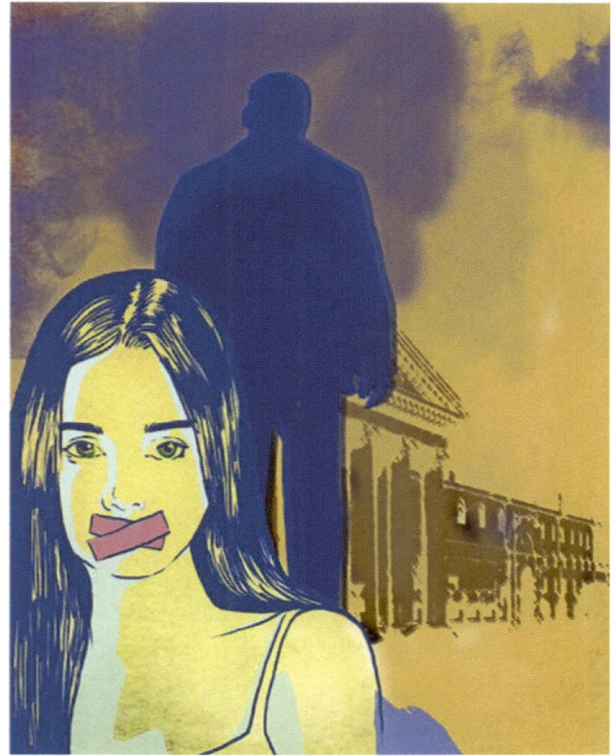

"Yo te ayudo si tu me ayudas"

Y este comportamiento de acoso hacia la madre adolescente puede verse reflejada en su vida laboral, estudiantil e incluso dentro de su entorno más cercano. Hoy en día a la mujer se está realizando una "cosificación", es decir asignando como un objeto de consumo con el cuerpo de las mujeres.

El prejuicio de los posibles suegros
Suele ser muy común que los padres de hijos adolescentes se cierren en banda cuando existe la posibilidad de que su hijo mantenga una relación afectiva y de enamorados con una madre adolescente. Este prejuicio suele impedir que la madre adolescente tenga una legítima posibilidad de iniciar una vida afectiva sólida dentro de un marco de respeto con una familia bien constituida y sostenible.

Es muy difícil que unos padres tradicionales y de buenos valores acepten la posibilidad de ser los suegros de una chica que ya fue mamá en su adolescencia.

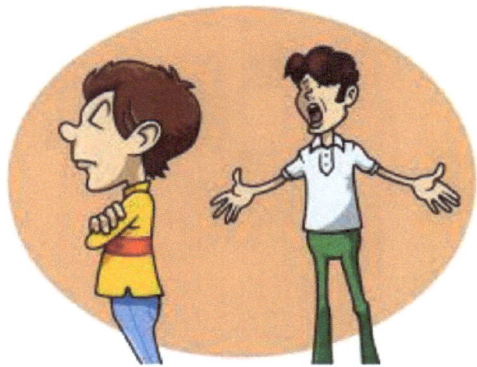

"¡Cómo no vas a ser capaz de encontrar algo mejor!"

Estos y muchos otros prejuicios y verdaderos atentados a la seguridad afectiva de la madre adolescente le hacen especialmente vulnerable a caer en un entorno afectivo que no le favorece ni a ella ni a su hijo.

Es importante apreciar las posibles consecuencias que puede traer al hijo o hijos de la madre adolescente la falta de un hogar estructurado, con reglas y valores que le vayan formando desde su más tierna infancia con el fin de evitar repetir el ciclo una y otra vez.
El entorno social y familiar deben ser un apoyo a la madre adolescente, más no el tildar por su situación la cual pasó o está atravesando, todo este proceso puede ser por desconocimiento.
Los padres son el apoyo principal e importante para las madres adolescentes.

Algunos mitos sobre el embarazo y la sexualidad

Existen ciertas ideas equivocadas sobre el embarazo y la práctica sexual durante y después del embarazo, por ejemplo:

1. No es posible embarazarse si ya estás embarazada

Es verdad, casi en todos los casos, sin embargo existe un fenómeno conocido como: superfetación.

La superfetación es la fertilización exitosa de un óvulo liberado durante la evolución del embarazo que da como resultado la concepción de mellizos de distinta edad gestacional.

Es decir, se trata de un caso raro de gemelos. Se plantea que esto podría deberse a la continuidad de la ovulación, a pesar de haberse iniciado el embarazo.

Es muy raro pero podría darse y es interesante saberlo.

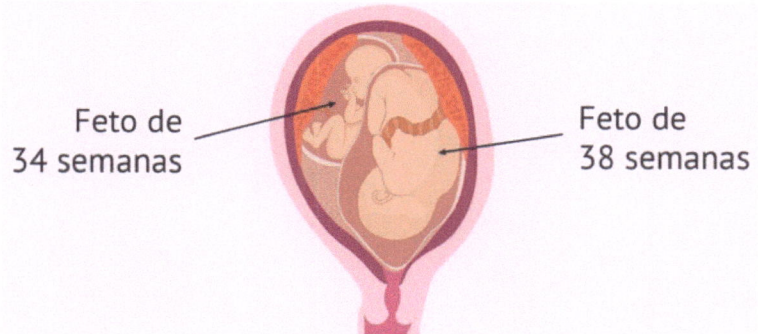

Feto de 34 semanas   Feto de 38 semanas

2. No existe riesgo de embarazo si estás dando de lactar

En cuanto a la lactancia materna como anticonceptivo debemos saber que la succión del bebé cuando mama estimula la producción de prolactina en la madre lo que inhibe la ovulación y también dificulta la posible implantación de un óvulo, pero corre el riesgo de un nuevo embarazo. Es necesario alimentar al bebé cada 4 horas por el día y cada 6 por la noche al menos para asegurar el efecto anticonceptivo. Lo mejor es, si deseas reiniciar tu vida sexual con tu pareja luego del embarazo y posterior al parto, consultarlo con el médico que está llevando tu embarazo, pregunta sobre las opciones de Planificación Familiar y no pienses que "esto no me volverá a pasar", porque lo más probable es que suceda y varias veces más si no utilizas un método de planificación familiar recomendado por un médico especialista.

3. El embarazo nos protege de las ITS
Falso, debes cuidarte de manera extrema, por la salud de tu hijo y la tuya propia.

4. Le vamos hacer daño al bebé
Imposible, no importa cuan grande piense tu pareja que tiene el pene, jamás estará ni cerca de hacerle daño al bebé, ni los movimientos propios, ni tus orgasmos van afectar la salud del feto y por el contrario, es saludable y recomendable mantener relaciones sexuales durante el embarazo ya que ayudan al trabajo de parto, siempre que se sigan las pautas básicas de cuidado y protección.

5. Las embarazadas no desean mantener relaciones sexuales
Puede ser, existen casos, pero en general las mujeres embarazadas pueden de hecho, experimentar un aumento de su lívido o deseo sexual. Recordemos que los músculos del útero y el líquido amniótico que rodea al bebé en el útero ayuda a protegerlo.

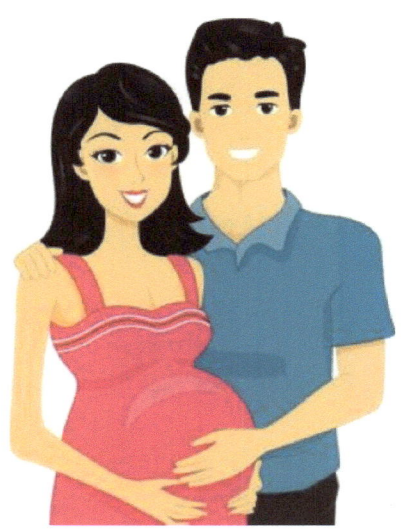

"Conéctate con el ser maravilloso, que llevas dentro de ti"

Lo más importante
La práctica de una sexualidad sana y positiva es entender que el mantener relaciones sexuales no es malo ni pecaminoso, siempre y cuando sea con responsabilidad y protección. El embarazo en adolescentes es un tema que requiere más educación y apoyo para alentar a las niñas a retrasar la maternidad hasta que estén preparadas.

La educación también reduce la probabilidad de matrimonio infantil y retrasa la maternidad, con lo cual, al final, los partos terminan siendo más saludables.

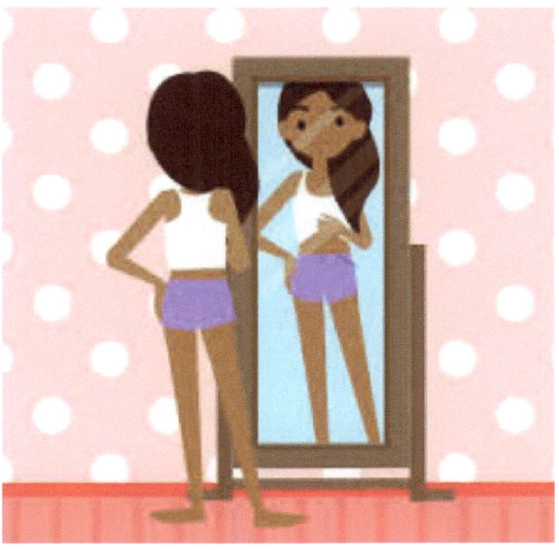

Riesgos a la salud sexual de la mujer adolescente por un embarazo
En términos generales una mujer adolescente sufre una serie de cambios como parte de lo que es un embarazo y enfrentar el reto del embarazo en la adolescente. La mayoría de estos cambios pueden no ser definitivos y son comunes a los de cualquier mujer embarazada ya que es un proceso fisiológico y anatómico.

Pero también existen riesgos que pueden ser permanentes llegando incluso a la extirpación del útero, como consecuencia de una hemorragia postparto; en donde priva la supervivencia de la mujer con el objetivo de disminuir la mortalidad materna a nivel nacional.

Para casi 200 niñas adolescentes por día, el resultado del embarazo a temprana edad es la máxima violación de sus derechos: la muerte.

Las adolescentes menores de 16 años corren un riesgo de defunción (muerte) materna cuatro veces más alto que las mujeres de 20 a 30 años, y la tasa de mortalidad de sus neonatos es aproximadamente un 50% superior, según el consultor en salud de los adolescentes James E Rosen, que está cargo de un estudio de investigación del departamento de Reducción de los riesgos del embarazo de la OMS.

Los riesgos más comunes durante el proceso de embarazo pueden ser:

Es importante hacer hincapié en las consecuencias y riesgos que supone un embarazo adolescente. La frase que resume gran parte del problema la redactó la Organización Mundial de la Salud: "la adolescencia es el periodo de vida en el cual el individuo adquiere la capacidad reproductiva, transita los patrones psicológicos de la niñez a la adultez y consolida la independencia socioeconómica". cuanto más joven es la madre, más peligrosa es esta situación: malnutrición, partos prematuros, niños con trastornos en el desarrollo y malformaciones y un 50 % de probabilidades más de morir en las primeras semanas de vida; en la madre: todas las complicaciones médicas del feto en desarrollo también le afectan a nivel físico.

Sin embargo, las niñas más vulnerables, y las que tienen un mayor riesgo de sufrir complicaciones o morir por el embarazo y el parto, tienen 14 años o menos.

"Por un mundo en que cada embarazo sea deseado, cada parto se realice sin riesgo, y se plasme el potencial de cada joven." UNFPA-2013.

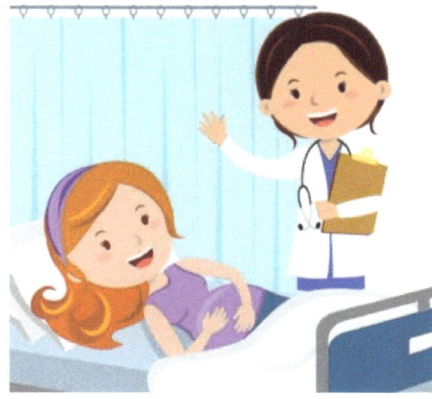

El entorno

Los seres humanos no somos entes aislados que logran vivir de forma autosuficiente, todos necesitamos de la ayuda y el soporte de familiares, amigos, colegas e incluso desconocidos con quienes contamos para alcanzar nuestros objetivos. Cuando una niña se queda embarazada, su presente y futuro cambian radicalmente, y rara vez para bien. Puede terminar su educación, se desvanecen sus perspectivas de trabajo y se multiplica su vulnerabilidad frente a la pobreza, la exclusión y la dependencia.

Y mucho más una madre de menos de 19 años que tiene necesidades personales y la enorme responsabilidad que es el cuidar de un recién nacido. Muchas veces se ha definido a la maternidad como el coger una mochila que tendrás que cargar durante toda tu vida y resulta ser una buena analogía.

Por eso es importante visibilizar el tema de la maternidad adolescente, como sociedad debemos crear las instancias para apoyar a nuestras jóvenes madres y también crear esfuerzos, y los recursos, para prevenir el embarazo en adolescentes.

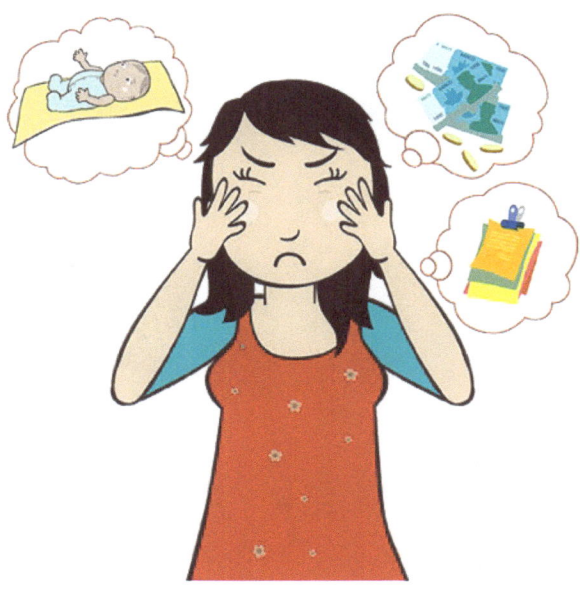

Algunas cosas que todos podemos hacer son:

1. Crear jornadas para tratar sobre sexualidad y embarazo adolescente en nuestros colegios.

2. Promover las discusiones en casa sobre el embarazo adolescente, permitiendo que los más jóvenes de la casa expongan sus ideas libremente.

3. Motivar la formación de grupos de apoyo para madres adolescentes para que se reúnan, apoyen, acompañen y compartan sus experiencias.

4. Entornos familiares seguros, libres de violencia, garantizando un desarrollo integral incluida la sexualidad en niños, niñas y adolescentes.

5. Brindar atención integral en salud sexual y salud reproductiva, incluyendo asesoría en planificación familiar y anticoncepción.

6. Tener una actitud abierta al diálogo en cuanto al tema de la sexualidad y los métodos de anticoncepción y protección contra las ITS.

7. Erradicar los mitos y tabúes sobre sexualidad.

8. Capacitar a los padres de familia sobre la sexualidad en adolescentes y maneras de abordar este tema en casa con sus hijos o familiares.

9. Compartir este tipo de material con la familia y en nuestro entorno más cercano.

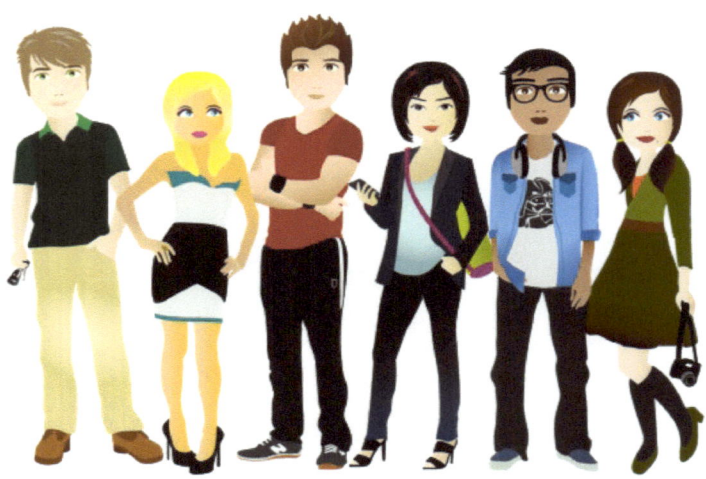

Métodos de anticoncepción después del embarazo

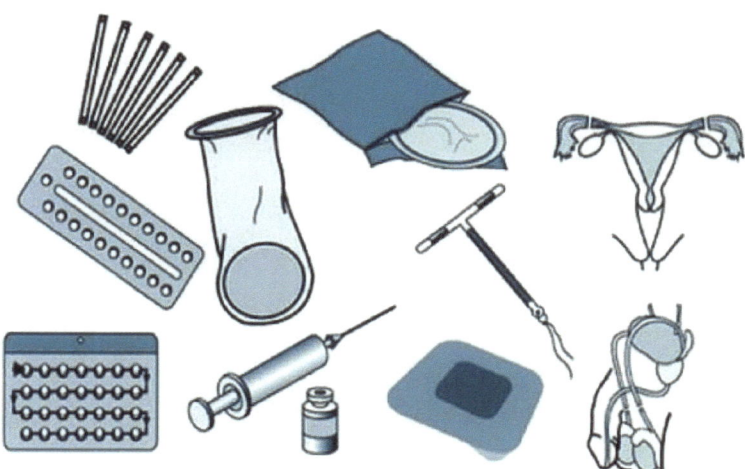

Hoy en día existen varios métodos anticonceptivos dentro de la Planificación Familiar, que es útil, aconsejable y accesible; su utilización es primordial en las adolescentes con una vida sexual activa, con el objetivo de prevenir otro embarazo temprano y la transmisión de enfermedades de transmisión sexual.

Al optar por los métodos anticonceptivos es importante consultar con el médico especialista, el cual recomendará el mejor para ti y en beneficio del bebé. Cabe recalcar que el uso de métodos anticonceptivos no previene la transmisión de ITS.

En la actualidad todas las unidades del MSP cuentan con al menos 5 métodos anticonceptivos modernos (preservativos, implantes, dispositivos intrauterinos, pastillas hormonales combinadas y anticonceptivos orales de emergencia). En 2014, la cobertura de la planificación familiar en las unidades del MSP llegó al 14%, frente al 10% en 2010.

Tenemos un capítulo sobre los diversos métodos anticonceptivos, por favor lee el capítulo 2 y sobretodo, utiliza el método anticonceptivo más adecuado para ti.

Estamos repitiendo un poco los métodos anticonceptivos del capítulo 2 porque queremos insistir en su uso y en la necesidad de estar muy prevenidos después de tu primer embarazo.

Los Ministerios de Salud, educación e Inclusión detallan una política intersectorial de prevención de embarazos en niñas y adolescentes que garantizan mejor información y toma de decisiones de las adolescentes; esta estrategia sobre el Plan Nacional de Salud Sexual y Salud reproductiva que se proyecta a partir del 2017 hasta 2021, cuyo objetivo es reducir la tasa de embarazo en adolescentes.

En Ecuador la cuarta causa de abandono escolar es el embarazo a temprana edad. En 2015 según cifras del Ministerio de Educación 6.487 alumnas abandonaron sus estudios a causa de un embarazo temprano; las adolescentes entre los 15 a 19 años son madres.

BIBLIOGRAFÍA

1. Núñez-Urquiza, R. M., Hernández-Prado, B., García-Barrios, C., González, D., & Walker, D. (2003). Embarazo no deseado en adolescentes, y utilización de métodos anticonceptivos posparto. salud pública de méxico, 45, s92s-102.

2. Trujillo, E. V., Henao, J., & González, C. (2015). Toma de decisiones sexuales y reproductivas en la adolescencia. Acta colombiana de psicología, 10(1), 49-63.

3. Ramos Padilla, M. (2006). La salud sexual y la salud reproductiva desde la perspectiva de género. Revista Peruana de Medicina Experimental y Salud Pública, 23(3), 201-220.

4. Menéndez Guerrero, G. E., Navas Cabrera, I., Hidalgo Rodríguez, Y., & Espert Castellanos, J. (2012). El embarazo y sus complicaciones en la madre adolescente. Revista Cubana de Obstetricia y Ginecología, 38(3), 333-342.

5. Menkes, C., & Suárez, L. (2003). Sexualidad y embarazo adolescente en México. Papeles de población, 9(35), 233-262.

6. Noguera, N., & Alvarado, H. (2012). Embarazo en adolescentes: una mirada desde el cuidado de enfermería. Revista Colombiana de enfermería, 7(7), 151-160.

7. www.salud.gob.ec/ecuador-rompe-records-internacionales-en-disminucion-del-embarazo-de-adolescentes/.

8. Plan Nacional de Salud Sexual y Reproductiva 2017 - 2021 Ministerio de Salud Pública Autoridades: Dra. Verónica Espinosa, Ministra de Salud Pública

Capitulo 6

LACTANCIA EN LA MADRE ADOLESCENTE
Lic. Laura Rosa Lugo Ruiz

LIC. LAURA ROSA LUGO RUIZ

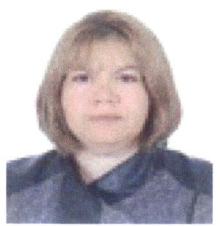

Nombre: Laura Rosa Lugo Ruiz.
Edad: 51 años.
Nacionalidad. Cubana.
Instrucción profesional: Licenciada en Enfermería. MsC en Cuidados Intensivos: Profesor asistente en universalización de la enseñanza.
Desempeño laboral: Enfermera Hospital General Docente de Calderón.

DEDICATORIA

A mis hijas que afrontaron su adolescencia sin grandes tropiezos y que son un sustento en mi camino.
A mi madre motor impulsor y eje en nuestras vida.
A todas las niñas que se inician en el proceso de la pubertad y afrontan los difíciles cambios de la adolescencia.
A aquellas jóvenes que iniciaron precozmente la bendición de la maternidad.

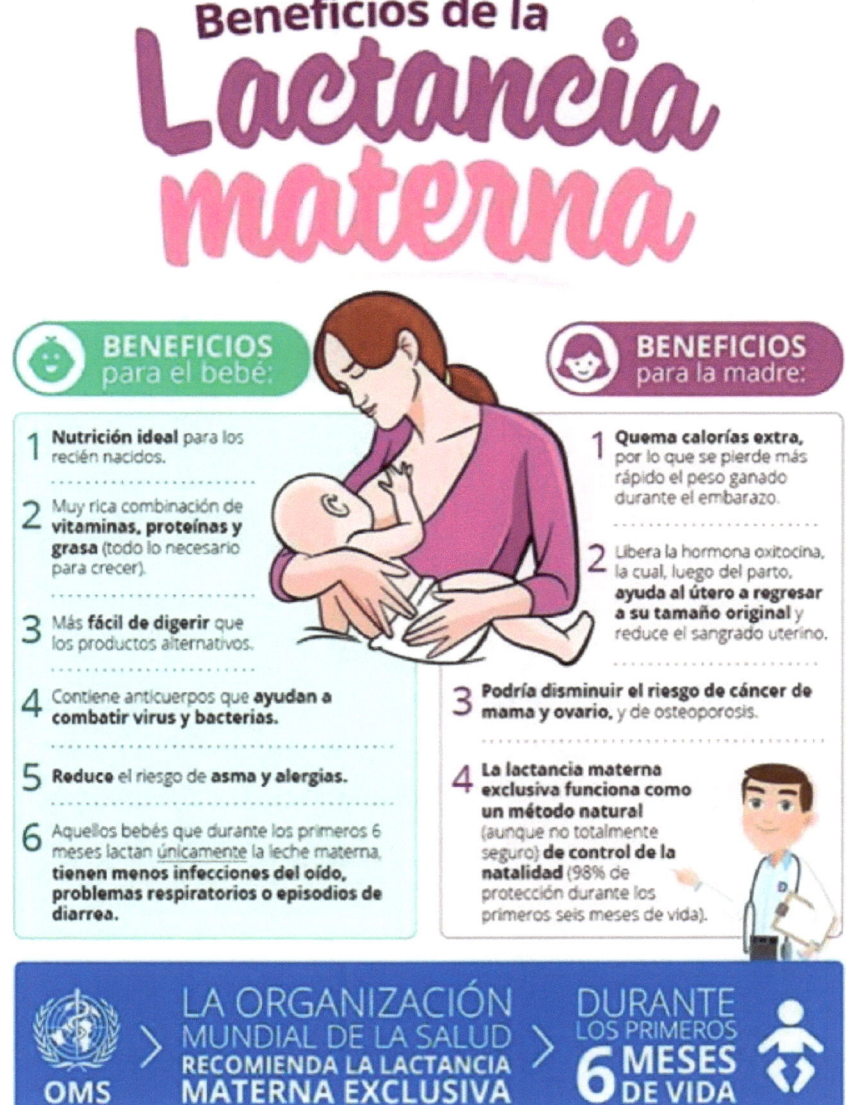

LME durante los primeros seis meses de vida (OMS)

El presente capítulo trata sobre las características de la lactancia materna en general y especialmente en la madre adolescente. Empezaremos por entender un concepto conocido como LME que son las siglas de Lactancia Materna Exclusiva.

Lactancia Materna Exclusiva

El mejor regalo que toda madre puede dar a su hijo recién nacido es la leche materna. Desde que nace hasta los primeros seis meses de vida todo bebé deberá ser alimentado con leche materna y solamente con leche materna.

La madre adolescente y la lactancia

Desafortunadamente, no todas las madres sienten el deseo de dar de lactar a su hijo recién nacido.

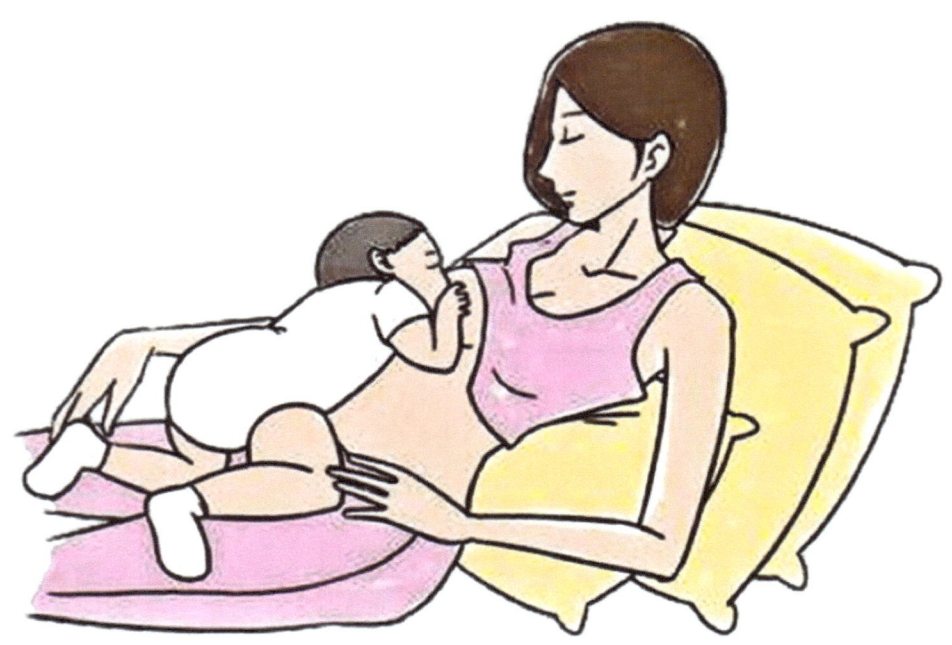

Muchas veces la madre adolescente se niega a dar de lactar a su bebé

¿Por qué una madre se negaría a dar de comer a su bebé?

Parece increíble pero muchas madres adolescentes se niegan a darle el pecho a sus hijos por diversos motivos tales como: como inmadurez, falta de formación o información sobre los beneficios de la leche materna, por que es su primer embarazo, escolaridad, entorno social desfavorecido.

ser su primer embarazo, quizá no ha tenido una escolaridad apropiada o quizá porque vive en un entorno social desfavorecedor.

Sin embargo, existen estudios que indican que con la debida información la madre adolescente puede iniciar una lactancia desde que su bebé nace hasta los dos años.

¿Cuánto debe durar el período de lactancia de un bebé?
Idealmente todo niño desde los cero a seis meses debe ser alimentado **sólo con leche materna.** Después de los seis meses puede iniciar con otros tipos de alimentos y complementar su alimentación con leche materna hasta los dos años. Todo esto es lo que recomienda la Organización Mundial de la Salud (OMS) que es la entidad mundial para el desarrollo de la salud y del que forma parte el Ecuador.

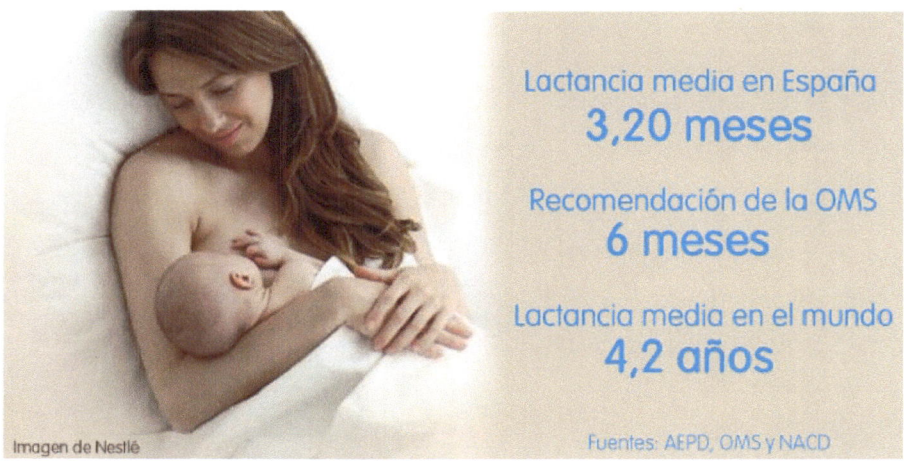

Las recomendaciones de la Organización Mundial de la Salud no siempre se cumplen

Algunas excepciones a la regla
Como dijimos en el párrafo anterior, esto es lo que idealmente debería ocurrir con la nutrición del recién nacido y hasta sus 2 años de vida, sin embargo por diversos motivos la madre adolescente no debe dar de lactar por ejemplo: si tiene VIH, tuberculosis activa, hepatitis B, bulimina,

problemas psiquiátricos o si recibe tratamiento con quimioterapia para el cáncer.

Quizá este sea un buen momento para reflexionar sobre el hecho de que muchas madres adolescentes deben superar no solo el hecho de ser madres a temprana edad sino que además, viven con una enfermedad catastrófica.

También existen casos en los que un recién nacido va a necesitar complementar su alimentación con leche de fórmula, esto debe ser producto de una consulta con el médico quien va a recomendar la mejor fórmula para el bebé, en caso de ser necesario.

A continuación presentamos una tabla con los distintos tipos de leche que un niño puede tomar, según su edad:

Tipo de leche que puede utilizarse según la edad	Meses		Años				
	0-5	6-11	1	2	3	4	5 o más años
Lactancia materna	Exclusiva los primeros 6 meses; después siempre con otros alimentos						
Fórmula láctea 1 (inicio)	Hasta los 6-12 meses						
Fórmula láctea 2 (continuación)		Desde los 6 meses					
Leche de vaca entera			A partir de los 12 meses				
Leche de vaca semidesnatada				Opcionalmente, a partir de los 2 años			
Leche de vaca desnatada							Opción desde los 5-6 años

Tipos de leche según la edad. **La lactancia materna es la mejor alimentación de los lactantes**

Beneficios de la leche materna
No podemos dejar de insistir en lo importante que es que todo recién nacido se alimente de leche materna de forma exclusiva los primeros seis meses y continúe complementando su alimentación con leche materna hasta los dos años de edad. Algunos beneficios que podemos enumerar son:

1. Inicie la lactancia desde el primer momento, la primera leche que recibe el bebé, se llama calostro y contiene una gran cantidad de anticuerpos que van a ayudar al bebé a construir un sistema de defensas sólido.
2. También ayuda a que la digestión del recién nacido sea óptima.
3. Un bebé alimentado con leche materna sube unos 30 a 50 gramos de peso al día.
4. Se reduce la probabilidad de que el recién nacido desarrolle enfermedades degenerativas.
5. Estimula el cerebro y su desarrollo intelectual, un recién nacido que se alimenta con leche materna es un bebé más inteligente.
6. Favorece el apego entre la madre y su bebé.

También la madre se beneficia con la lactancia, cuando el bebé succiona se genera una hormona que provoca contracciones en el útero, esto ayuda mucho a reducir la inflamación abdominal.

Importante: Amamante a su bebé apenas nazca

> Amamantar a los bebés durante la 1º hora después de su nacimiento puede prevenir el 22% de las muertes neonatales

Cuidados de la madre adolescente durante la lactancia

Es evidente que la leche materna se produce gracias a los nutrientes que la madre obtiene en su alimentación diaria por lo que se debe prestar atención a las siguientes recomendaciones:

- Procura que tu alimentación sea saludable y variada.
- Bebe suficiente agua a lo largo del día, el mejor hidratante natural es el agua.
- Cinco porciones de frutas y verduras te aseguran una correcta nutrición para ti y tu bebé.
- Está totalmente prohibido el consumo de alcohol, cigarrillos y otras drogas.
- Presta atención a los medicamentos que puede recetar tu médico y siempre explica que estás en período de lactancia.
- No es necesario "comer por dos".
- Cualquier suplemento alimenticio o vitaminas debe ser recetado por tu médico.
- En general, las recomendaciones de nutrición durante la lactancia suelen ser las mismas que durante el embarazo.
- El uso del chupete o biberón es mejor evitarlo en los períodos iniciales de la lactancia.

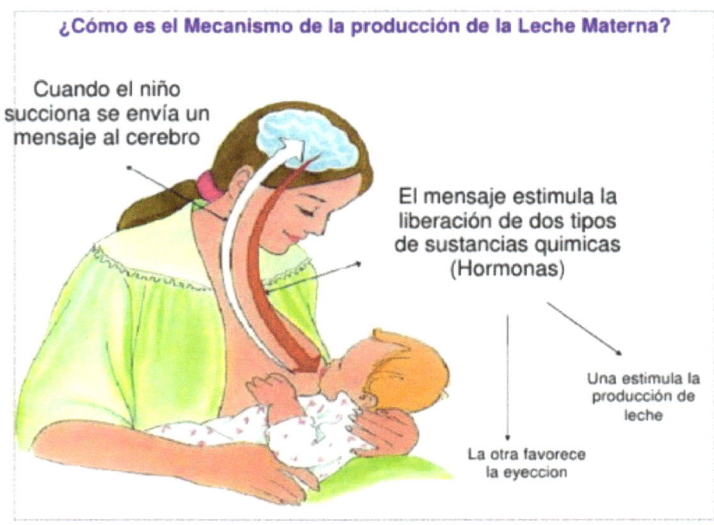

BIBLIOGRAFÍA

1. Sena Barrios, A., Rivera Rivadulla, R., Díaz Guzmán, E., Hernández Domínguez, B., & Armas Ramos, N. (2014). Caracterización de la lactancia materna en madres adolescentes. Revista de Ciencias Médicas de Pinar del Río, 18(4), 574-589.

2. Ortiz, Y. M. B., Navarro, C. C., & Ruíz, G. G. (2014). Lactancia materna exclusiva:¿ la conocen las madres realmente?. Revista Cuidarte, 5(2), 723-730.

3. Núñez, M. T. A., Rodríguez, I. C., & Díaz, Á. T. (2015). Maternidad en la adolescencia y lactancia. ENFERMERÍA DOCENTE, 2(104), 49-50.

4. Vidal, A. V. (2011). La lactancia materna: técnica, contraindicaciones e interacciones con medicamentos. PediatríaIntegral, 317.

5. Estrada Rodríguez, J., Amargós Ramírez, J., Reyes Domínguez, B., & Guevara Basulto, A. (2010). Intervención educativa sobre lactancia materna. Revista Archivo Médico de Camagüey, 14(2), 0-0.

6. Pallás CR, de la Cruz J. Antes de tiempo. Nacer muy pequeño. Madrid: Exlibris ediciones; 2004.

Capitulo 7

CRIANZA DEL HIJO DE LA MADRE ADOLESCENTE
Lic. Karen Navarrete

LIC. KAREN NAVARRETE

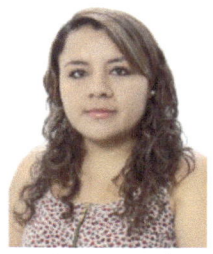

Nació el 21 de Marzo de 1992 en Atuntaqui, en la Provincia de Imbabura.
Sus estudios de secundaria los realizó en el Colegio Particular Oviedo en Ibarra en donde se graduó como Bachiller Químico Biólogo. Realizó sus estudios de educación superior en la Universidad Técnica del Norte; durante sus estudios realizó su internado en el Hospital Delfina Torres de Concha en la provincia de Esmeraldas. Obtuvo su título como Licenciada en Enfermería en la UTN.
A inicios del 2016 inició su año de salud rural en el Centro de Salud de Cuellaje en el distrito 10D03 perteneciente a Cotacachi, zona de Intag.
Desde Junio del 2017 hasta el momento permanece trabajando en el Hospital General Docente de Calderón como enfermera operativa.

DEDICATORIA

Debo agradecer principalmente a Dios por permitirme estar en donde me encuentro, a mis padres por su apoyo incondicional, por siempre darme palabras de aliento, por ser las personas que más quiero, por darme la vida, y porque me han formado para ser seres humanos de bien con su ejemplo; por su sacrificio, por su abnegación han sembrado en mi la semilla que ayudo a alcanzar mi meta como profesional y este nuevo proyecto.
A mis hermanos por siempre estar al pendiente de cada paso que he dado y por su apoyo incondicional durante toda mi vida.
A mi sobrino por ser un motivo más en mi vida para luchar por seguir adelante y ser un ejemplo para él, para que estudie y se motive a seguir siempre adelante a pesar de las adversidades.

Introducción

El embarazo en adolescentes se a convertido en la actualidad en un tema de mucho interés para la salud, debido a todos los problemas que conlleva tanto para la madre como para el recién nacido.

En la actualidad en el Ecuador los casos de embarazos en adolescentes han aumentado de manera significativa ya que muchos de estos embarazos presentan varios problemas en el ámbito social debido a las limitaciones en las oportunidades educativas, problemas en el entorno familiar por la presencia del recién nacido en la sociedad e inmadurez biopsicosocial por parte de la adolescente.

Es por eso que en el Hospital General Docente de Calderón se a incrementado ayuda psicología y la valoración por personal de trabajo social para verificar el entorno familiar que les espera tanto a la adolescente como para su recién nacido. Además las madres adolescentes tienen la opción de salir de la casa de salud usando un método anticonceptivo.

Aspectos sociales del menor con una madre adolescente

"El embarazo precoz tiene consecuencias tanto para la madre como para la criatura. El hijo de una adolescente enfrenta riesgos físicos, emocionales y sociales."

Los aspectos sociales del menor de una madre adolescente, van enfocados hacia el futuro del niño/a quien tendrá que enfrentar rechazo por parte de la madre en algunos casos, en otros rechazo por parte de la familia y la sociedad, debido a que siempre una madre adolescente será juzgada por la maternidad a tan prematura edad.

Se puede observar que la sociedad tiende a rechazar a las madres adolescentes ocasionando que en algunos casos dejen de lado sus estudios y busquen trabajos en los cuales no sean bien remuneradas, aprovechándose de sus necesidades y de esta manera no tengan la posibilidad de garantizar a sus hijos una buena calidad de vida, viéndose así en situaciones de desnutrición, niños desatendidos o incluso abandonados, generando en ellos problemas psicológicos futuros.

Los hijos/as de madres adolescentes en algunos casos, tienen tendencia a llevar una mala alimentación, ya que algunas de estas madres no van a estar cien por ciento al cuidado de sus bebés debido a diversos factores como son que algunas continuarán estudiando y otras se dedicaran a trabajar por sus recién nacidos.

Si bien es cierto son muchos los recién nacidos que llegan a tener los cuidados adecuados para salir adelante, pero no son todos ya que hay un porcentaje que no lo hace, e inclusive puede llegar a perder la vida por la falta de los debidos cuidados.

"Los riesgos de salud que enfrentan los hijos de adolescentes obedecen tanto a factores biológicos como psicológicos y sociales."

Se puede tener en cuenta la edad y el nivel socioeconómico de la madre, ya que eso puede tener varias desventajas psicociales para su hijo/a ya que cuando ellos estudien pueden llegar a mostrar varios problemas de conducta.

Riesgo social del menor y la madre adolescente

Existen riesgos sociales como son:

- Mala nutrición tanto materna como del recién nacido en algunos casos, debido a la falta de ingresos, descuido y malos cuidados de la madre hacia el recién nacido y por la falta de apoyo de la familia.

- Ausencia de padres que ayuden en la crianza de los menores, y falta de apoyo para la manutención de los mismos.

- Las madres adolescentes en otros casos pueden llegar a tener niños con muchos más trastornos de desarrollo y problemas de salud.

- El miedo de la madre a ser rechazada por la sociedad es una de las consecuencia que siente, al igual que el temor de ser criticada por el entorno y el aislamiento social.

- Rechazo hacia el recién nacido, ya que muchas de ellas no desean asumir esta nueva responsabilidad, el tiempo y las obligaciones que indican el ser madre. Esto también puede deberse durante el puerperio relacionado con la depresión post parto que llegan a sufrir algunas de las madres, tiempo en el cual llegan a despreciar y negar a sus recién nacidos.

- Problemas con la familia, por la falta de comprensión de algunos padres es fuente de conflicto y rechazo por parte de todas las personas que les rodean.

- Los hijos de las madres que son adolescentes la mayoría tiende a sufrir mayores problemas escolares como fracaso escolar, problemas de inclusión social o dificultad en el aprendizaje.

Conflictos en la crianza del menor

Debido a la falta de conocimientos con respecto a la crianza del niño/a, la madre puede llegar a tener conflictos, tanto en sus estudios como en las relaciones intrafamiliares.

Los niños de una madre adolescente para crecer y tener una vida sana, el recién nacido necesita de una persona mayor que esté al pendiente de cuidar de todas sus necesidades. Ese rol, por lo general lo realiza la madre, quien es la persona que se convierte en la figura de la cual el niño va a depender por completo. La falta de madurez de la madre y en otros casos la falta de ayuda del padre, se convierten en problemas con los que tienen que lidiar las adolescentes y hace que que los niños crezcan sin los debidos cuidados que ameritan.

Debido a los problemas que tiene la adolescente al sobrellevar este nuevo reto de ser madre a tan joven edad es un problema difícil, Algunas adolescentes tienen dificultad para terminar de estudiar, al igual que para encontrar trabajo bien remunerado.

La discriminación hacia las jóvenes madres es otro conflicto ya que por falta de conocimientos, habilidades para socializar y por que a tan joven edad no saben cómo reaccionar ante las necesidades que tiene el niño por no saber como hacerlo por la falta de conocimientos.

La abuela y la madre son quienes en la mayor parte de casos se encargan de la crianza del recién nacido, de tal manera que existen casos de conflictos por la confusión de los roles de la madre y abuela, ya que siempre variarán las reglas; porque no siempre están claras las reglas que establezcan.

El rol de los abuelos

Los abuelos son sin dudar, las personas mas importantes para todas las familias; ya que ellos son quienes se encargan de apoyar a sus hijos en el cuidado y crianza de sus nietos. En la actualidad son ellos quienes colaboran con sus hijos ya que debido a su edad juvenil, los apoyan para que continúen sus estudios para que puedan lograr llegar a ser profesionales para que puedan brindar un futuro bueno a sus nietos, siempre llenándolos de cariño, amor, valores, y enseñanzas.

Es por ello que los abuelos son quienes están presentes en cada momento de la vida tanto de la madre adolescente como de sus hijos, educados, ayudándolos en sus tareas; crean vínculos de amor en sus nietos.
Son ellos quienes se encargan de ayudar a las madres primerizas en el cuidado y les enseñan todo lo necesario para la crianza del niño o niña hijos de la madre adolescente. Ayudan a suplir en la falta de consejos ya sean paternos o maternos, para la toma de decisiones del niño o niña; al igual que de otra manera aprender cosas nuevas de sus niños.

"Un amor incondicional abuelos son el mayor tesoro de la familia, los fundadores de un legado de amor, los mejores contadores de historias"

Tanto hombres como mujeres son parte fundamental durante el crecimiento de los nietos. El hecho que la madre trabaje o estudie genera en muchos casos que sean los abuelos lo que se encarguen del rol y trabajo de crianza de los niños. Durante la etapa de desarrollo y madurez, ya que ellos por amor se encargaran del cuidado y protección de sus nietos, ya que son ellos quienes juegan, los impulsan a estudiar y los cuidan. Los abuelos en la mayoría de los casos se responsabilizan de forma completa con todo lo que tiene que ver con el cuidado y formación de sus nietos.

Los abuelos no desempeñan el rol de padres, ya que en su tiempo ellos ya lo hicieron, en este momento ahora su rol es apoyar con valores que los padres son los que siembran en sus niños y se encargan de ver por su seguridad, ya que en el tiempo actual los padres tienden a desconfiar de las personas que se quedan al cuidado de sus niños, como son las niñeras.

Soporte de la familia de la madre adolescente

El soporte familiar es un punto clave en la crianza del hijo/a de una madre adolescente debido al desconocimiento de cuidados que tiene que realizar para sobrellevar este nuevo cambio y adaptación a su nueva vida.

La unión familiar ayuda a que la adolescente se desempeñe de mejor manera tanto en sus estudios como en la crianza de su hijo/a y a que no llegue a tener problemas de depresión, aislamiento social, rechazo hacia su recién nacido.

Es importante que la adolescente reciba apoyo de su familia para el cuidado, y que exista comunicación tanto con sus padres.

La mayor parte de tiempo la familia y el entorno que rodea a la adolescente, pueden llegar a discutir y poner en tela el juicio sobre si la joven podrá con esta nueva responsabilidad. Pero es la familia quien se encargará de dar fortaleza para que la adolescente pueda llevar y salir adelante en esta nueva vida de madre; La mayoría de las madres descubren que en algunos casos las personas que les rodean son quienes le llenan de apoyo para luchar y salir adelante por su recién nacido; es la familia quien le brindara su apoyo emocional, social y económico.

En algunos casos la familia es quienes no brindan apoyo por diversos factores los cuales pueden deberse a bajos recursos económicos, familias disfuncionales, falta de comprensión tras un embarazo a tan jóvenes edades, todavía existe un porcentaje alto de jóvenes que no cuentan con el apoyo familiar.

Cambios en el estilo de vida de la madre adolescente

Los cambios más frecuentes que enfrentan las madres adolescentes en su estilo de vida son los siguientes:

La madre tendrá que enfrentar a una sociedad llena de prejuicios sociales acerca de cómo va a desempeñar su rol de madre.

Cambios en sus estudios ya que la un porcentaje deja los mismos por buscar un sustento para su recién nacido.

En su estilo de vida ya que no va a poder cumplir su etapa de desarrollo normal, ya que va a asumir mayores responsabilidades al ser madre y adolescente, ya que no va a tener el mismo tiempo para salir con sus amistades, el desempeñar las mismas actividades que realizaba antes de su embarazo.

Algunas madres tendrán que realizar varias actividades como el trabajar y estudiar para poder subsistir para brindar a su hijo un buen futuro, y al mismo tiempo dedicar un poco de tiempo para la crianza de su hijo.
La madre adolescente tendrá que aprender a cuidar a su niño y al mismo tiempo pasara por días en los cuales no podrá descansar como antes lo hacía, no se alimentara a las mismas horas habituales debido a que el niño necesita cuidados para crecer sano, lleno de cariño y los cuidados necesarios.

BIBLIOGRAFÍA

1. https://listindiario.com/la-vida/2018/03/09/505692/hijos-de-madres-adolescentes-son-ninos-en-riesgo

2. https://scielo.conicyt.cl/scielo.php?script=sci_arttext&pid=S0717-75262007000600004

3. https://www.unicef.org/ecuador/embarazo_adolescente_5_0_(2).pdf

4. https://www.guiainfantil.com/articulos/embarazo/embarazo-adolescente-riesgos-y-consecuencias/

5. https://www.guiainfantil.com/educacion/familia/abuelos/papel.htm

6. http://scielo.sld.cu/scielo.php?script=sci_arttext&pid=S0864-03192011000400011

7. http://omayor.cl/el-rol-de-los-abuelos/

Capitulo 8

PATERNIDAD
Lic. Lourdes Estefania Colimba Robalino

LICENCIADA EN ENFERMERIA
LOURDES ESTEFANIA COLIMBA ROBALINO

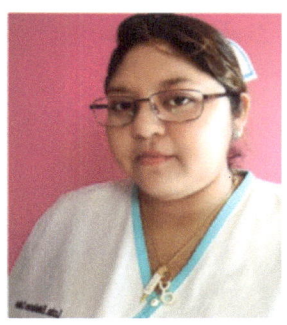

Lourdes Estefania Colimba Robalino, nació en la provincia de Imbabura, ciudad Atuntaqui, un 1 de marzo de 1991, a la elaboración del presente libro tiene 28 años, culminó su estudios superiores en la Universidad Técnica del Norte de la ciudad de Ibarra, obteniendo en el año 2013 su título de LICENCIADA EN ENFERMERIA, desempeñando funciones de cuidado directo y administrativas, en diferentes casas de salud de la ciudad de quito hospitales como : Hospital San francisco de Quito , Hospital de Especialidades Eugenio Espejo y actualmente presta sus servicios profesionales en el Hospital General Docente de Calderón.

DEDICATORIA

"En esta vida hay que hacer 3 cosas: Escribir un libro, plantar un árbol y tener un hijo " (MUJAMMAD).
Hay varias maneras de interpretar esta frase, desde mi punto de vista en un libro, un árbol y un hijo dejamos parte de nuestra esencia, dejamos un legado, un recuerdo tangible de lo que somos. Sentirse realizada con la culminación de un proyecto más, dando paso a nuevas metas. La elaboración de este libro va dedicado para mi madre Gloria, mis hermanos, mi padre y para mi sobrina Angie a quien quiero con todo mi corazón… todo lo que hice, lo que hago y lo que haré siempre será gracias a ustedes gracias a su apoyo.

Introducción

El embarazo en adolescentes se a vuelto un tema preocupante debido a la tasa de incidencia que anualmente aumenta, según registros de mujeres atendidas en hospitales públicos del Ecuador. Pero el enfoque va dirigido especialmente hacia la mujer, dejando de lado o en papel secundario la modificación extrema que sufren las características personales y conductuales de un adolescente que se entera que será padre.

La adolescencia masculina etapa que va comprendida de los 15 a los 19 años (instituto nacional de estadísticas y censos INEC) ,ciclo de vida en la que básicamente se experimenta con su cuerpo y por que no con el de otra persona, curiosidad, dudas , inquietudes, la adrenalina de lo prohibido en fin un sin número de emociones que todos como adolescentes en nuestro memento sentimos . por lo que es de gran importancia el diálogo sobre el inicio de la vida sexual y reproductiva en adolescentes, dejando de lado el discurso clásico en donde el tema se trata como un tabú, que ciertas palabras sean restringidas para no incomodar a nadie.

Este capítulo va dirigido para jóvenes adolescentes que quieren desarrollar su vida sexual y reproductiva a plenitud pero con responsabilidad, que puedan experimentar con su cuerpo con todas las dudas e inquietudes típicas de la edad, orientarlos para que estas experiencias no tengan ningún tipo de consecuencias. Estimado adolescente, te invito a que en este capítulo, mantengas mente abierta espero que tus dudas e inquietudes sean resueltas.

El rol de los padres del varón adolescente

Actualmente hablar de abstinencias, sería algo risible más aún si el tema se aborda con un adolescente que encuentra información, fotografías, videos y sobre todo el consejo sabio del " amigo experimentado" que sin dudar ni un segundo cuenta sus anécdotas sobre su desempeño sexual y mientras lo hace es mirado dentro de un grupo social casi como un héroe, como un ejemplo a seguir. Pero qué porcentaje de información que se comparte dentro de un grupo social en donde todos son adolescentes es verídica? o que es lo que un adolescente que tiene deseos de iniciar su vida sexual tiene que saber? seria algo como que un niño de 5 años le enseñe a otro de 5 años a hablar en inglés, la intención es buena pero no se garantizan resultados.

Cuando tu hijo crece y es un adolescente, es aquí cuando surge la idea errónea de los padres de ese adolescente "para eso va al colegio que allí le enseñan, para eso se les paga", o en el mejor de los casos es la madre quien intenta abordar tan bochornosos tema tanto para ella como para el adolescente, y como es lógico nos encontramos con la escena de una madre sin tener las palabras adecuadas y un adolescente sonrojado sin poder mirar a su madre por lo bajo 8 días… y el padre?? en donde quedo el consejo de ese padre que ya pasó por esa edad, que conoce los cambios que surge el cuerpo a esa edad, que conoce las preguntas más frecuentes y que por sus años de experiencia se sabe las respuestas de memoria.

Solo imaginate sentarte con tu hijo, o hijo decir papá, viejo podemos hablar, quiero hablar sobre SEXUALIDAD. y porque no parece algo malo, pero aun mas malo que eso es sentarte y decir mamá, papa me equivoque, no se que paso, no se como decir esto, pero voy hacer papa, y se escucharán frases recriminatorias como: fracasaste, por que no te cuidaste… y la verdad es que fueron los padres quienes fracasaron como primeros consejeros y no se cuido pues porque nadie le enseño como.

Actualmente hablar de abstinencias, sería algo risible más aún si el tema se aborda con un adolescente que encuentra información, fotografías, videos y sobre todo el consejo sabio del " amigo experimentado" que sin dudar

Ni un segundo cuenta sus anécdotas sobre su desempeño sexual y mientras lo hace es mirado dentro de un grupo social casi como un héroe, como un ejemplo a seguir. Pero qué porcentaje de información que se comparte dentro de un grupo social en donde todos son adolescentes es verídica? o que es lo que un adolescente que tiene deseos de iniciar su vida sexual tiene que saber? seria algo como que un niño de 5 años le enseñe a otro de 5 años a hablar en inglés, la intención es buena pero no se garantizan resultados.

Cuando tu hijo crece y es un adolescente, es aquí cuando surge la idea errónea de los padres de ese adolescente "para eso va al colegio que allí le enseñan, para eso se les paga", o en el mejor de los casos es la madre quien intenta abordar tan bochornosos tema tanto para ella como para el adolescente, y como es lógico nos encontramos con la escena de una madre sin tener las palabras adecuadas y un adolescente sonrojado sin poder mirar a su madre por lo bajo 8 días… y el padre?? en donde quedo el consejo de ese padre que ya pasó por esa edad, que conoce los cambios que surge el cuerpo a esa edad, que conoce las preguntas más frecuentes y que por sus años de experiencia se sabe las respuestas de memoria.

Solo imaginate sentarte con tu hijo, o hijo decir papá, viejo podemos hablar, quiero hablar sobre SEXUALIDAD. y porque no¡¡ parece algo malo, pero aun mas malo que eso es sentarte y decir mama, papa me equivoque, no se que paso, no se como decir esto, pero voy hacer papa, y se escucharán frases recriminatorias como: fracasaste, por que no te cuidaste… y la verdad es que fueron los padres quienes fracasaron como primeros consejeros y no se cuido pues porque nadie le enseño como.

Es aquí donde nace la necesidad de una buena comunicación dentro del entorno familiar. Por qué un adolescente bien orientado, al que se le explicó que todo acto tiene consecuencia, que una mujer no es un objeto sexual, que tener relaciones sexuales debe ser por acuerdo mutuo de ambas partes y no el condicionante de una relación que no es la famosa " prueba de amor", que tener "sexo " no le convierte en hombre.

Definamos entonces el rol del padre de un adolescente, algunos dirán que mantenerse al margen, que si ya es grande como para hacer cosas de adulto que afronte las futuras consecuencias, otros por su parte serán el padre cómplice, amigo del adolescente que le facilitara dinero, para preservativos por ejemplo, por que es joven y tiene derecho a divertirse, no faltaran los padres que con amenazas intentan poner un límite a sus hijos utilizando frases como "si metes las 4 tu te haces cargo", pero entonces como padres que actitud deben tener.

Un padre dentro del entorno familiar debe ser considerado el guía, quien corrige cuando debe hacerlo, quien consciente cuando la situación amerita, quien apoya cuando nadie más lo hace, un padre no puede ni debe ser amigo de su hijo por la simple y sencilla razón se llaman LIMITES los padres tiene la obligación de trazar límites les guste o no, porque ellos tiene la ventaja de contar con la experiencia. Por eso padres comuniquense con sus hijos no solo los oigan si no escuchenlos, entiendan mas allá de lo que expresan, hagan que sientan su presencia que les cubre ese manto protector, que comprendan que no están solos, que los consejos que necesitan para afrontar su caótica vida vienen precisamente de las personas que les dieron la vida, que no hay nada más importante para ustedes que ver a sus hijos felices realizados, que un logro de sus hijos les llena de orgullo y que una caída de ellos hace que los quieran mas y mas.

Métodos de anticoncepción para el varón
El Ecuador actualmente tiene un sin número de métodos de planificación familiar accesibles en diferentes puntos, una vez más dirigido prioritariamente a las mujeres, con lo que el ministerio intenta reducir el número de casos de embarazo adolescente, enfermedades de transmisión sexual, deserción de establecimientos de educación, desvinculación del entorno familiar, crecimiento desmedido de la población, entre otros. Pero si hablamos de métodos anticonceptivos para hombres y más aun para hombres adolescentes, a qué anticonceptivos tienen acceso ellos, tomando en cuenta las restricciones propia de su edad entre ellas la económica.

A continuación te presentamos un listado de los métodos anticonceptivos que como hombre tienes acceso y debes utilizarlo para precautelar tu salud sexual y reproductiva.

1. La abstinencia.
2. El preservativo masculino.
3. Relaciones sexuales sin penetración.
4. El retiro del pene antes de eyacular.
5. Vasectomía.

De acuerdo a investigaciones habrá nuevos métodos anticonceptivos para hombres
1. Implantes temporales.
2. Ultrasonido en testículos.
3. Inyecciones de bloqueo.
4. Pastilla anticonceptivas.

Basándonos en la realidad en la que vivimos los métodos actuales y los que se plantean para un futuro próximo serán de difícil acceso para el adolescente siendo la abstinencia y el condón masculino los de mayor eficacia previniendo embarazo en adolescente y reduciendo al mínimo el riesgo de infecciones de transmisión sexuales.

El preservativo masculino es utilizado como el método anticonceptivo de mayor elección dentro de la población adolescente es decir de 10 adolescentes 7 utilizan preservativos, 2 mantienen relaciones sexuales sin protección y 1 de cada 10 practica la abstinencia.

Considerando estos datos es importante que conozcamos la correcta colocación del preservativo, ya que hablamos de una educación sexual mínima en el entorno familiar y el acceso restringido en establecimientos de educación a continuación presentamos una corta guía práctica de la correcta colocación del preservativo.

¿Qué es?
También es conocido como condón. Consiste en una funda fina y elástica

que se coloca en el pene erecto, antes de un contacto sexual. Se fabrican de látex o poliuretano (para las personas alérgicas al látex). En el extremo cerrado tiene un pequeño depósito (como un dedo de guante pequeño) destinado a recoger el semen cuando se produzca la eyaculación.

¿Cómo actúa?
Al colocarlo, cubriendo el pene, impide el contacto entre el semen y el cuerpo de la pareja, disminuyendo de esta forma la posibilidad de embarazo y protegiendo de las enfermedades de transmisión sexual durante el sexo vaginal, anal u oral. El preservativo es de un solo uso.

Si se usa correctamente, en el 97% de los casos es efectivo. Lo que significa que de 100 mujeres, 3 se quedarán embarazadas.

¿Quién lo puede utilizar?
Lo pueden utilizar varones de todas las edades, excepto:
Si una de las personas de la pareja es sensible o alérgica al látex, en cuyo caso se pueden utilizar los preservativos de poliuretano.
Varones que presentan una imposibilidad para mantener la erección, dado que el preservativo se puede caer o no tener una buena sujeción.

¿Ventajas?
Son accesibles (económicos) y no necesitan prescripción médica.
Es un método efectivo para prevenir el embarazo.
Es fácil de utilizar.
No tiene efectos secundarios.
Protege a las parejas de las enfermedades de transmisión sexual como el VIH/SIDA, la gonorrea, las infecciones por clamidia, etc.

¿Desventajas?
Aunque son bastante resistentes, se pueden romper y más si no se utilizan correctamente. Los preservativos caducados se rompen con más facilidad.
Si el preservativo se queda retenido en el interior de la vagina se debe extraer introduciendo un dedo. En este caso su eficacia no puede ser garantizada por lo que puede ser necesario recurrir a la "píldora del día después".

¿Riesgos?
Para la mayoría de las personas no existe ningún riesgo por usar preservativos. Solo pueden presentar problemas las personas que son alérgicas al látex, en cuyo caso se deben utilizar los preservativos de poliuretano.

¿Dónde y cómo conseguirlo?
Supermercados.
Farmacias.
Consultas de planificación familiar.
Máquinas colocadas en sitios públicos.

¿Cómo se utiliza?
Es importante comprobar la fecha de caducidad antes de su utilización.
Sacar el preservativo del embalaje, teniendo cuidado para no dañarlo (no romper con los dientes el envase).
Debe colocarse con el pene erecto (antes de la penetración), presionando la punta del preservativo (el depósito) y desenrollando a lo largo del pene hasta su base.

Es necesario dejar el depósito libre y sin aire para que pueda almacenar el semen sin que se rompa el condón. Se puede hacer pinzando con el dedo gordo y el índice la punta del preservativo antes de desenrollarlo.
Si el pene no es circunciso, se debe tirar del prepucio hacia atrás dejando el glande completamente al descubierto antes de colocarlo.
Si el preservativo no se puede desenrollar, lo más probable es que se haya colocado al revés.
Se debe utilizar solo un preservativo a la vez. El uso de doble preservativo para mayor seguridad no es recomendable porque el aumento de fricción entre las dos capas favorece la rotura.
Hay que retirar el preservativo en el momento adecuado: antes de perder la erección, sujetando la base del preservativo para que no se quede dentro de la vagina. Esto es básico para que el método sea eficaz.
Antes de un nuevo contacto sexual con la pareja se deben lavar las manos y el pene.

Cambios en el estilo de vida del padre adolescente
llegamos a la parte que a nadie le gusta, la hora de afrontar las consecuencias de nuestros actos, siendo adultos vemos las cosas de una perspectiva diferente, pero si hablamos de los problemas que afrontan los jóvenes cada situación es el fin del mundo, debido a que tienen una percepción del problema pero pocas veces de la solución.

por lo que recurriremos a la vieja y conocida frase ¡todo en esta vida tiene solución menos la muerte! Por que es verdad, pero la solución muchas de las veces no es fácil. Refiriéndonos al tema de embarazo en adolescente la mujer al enterarse busca apoyo en quien es su pareja actual, con quien mantiene una relación, con quien dijo ser el amor de su vida, con el chico de sus sueños.

Entonces querido adolescente serán varias tus reacciones al enterarte que vas a ser padre, que toda tu vida va a dar un giro de 360 grados, que desde ese momento tus prioridades cambian radicalmente. Lo más probable es que pienses en la solución mas rápida y eficaz por qué no practicar un aborto, luego te darás cuenta que tu pareja está aterrada con la situación y proponerle algo así le asusta aún más, ella comenta sobre la decepción que sufrirán sus padres, y tu recuerdas a los tuyos, viene a tu mente las advertencias y amenazas de tus padres sobre el tema, te das cuenta que tendrás que dejar de estudiar para hacerse cargo del bebé, dejarás de salir con tus amigos del cole, quizá tendrás que buscarte un trabajo y si los padres de tu chica te obligan a casarte pero tu no quieres eres joven aun.

Entonces haces memoria y recuerdas que tu si te cuidaste utilizas preservativo cómo es posible, dudas de ella y preguntas seguro es mío??, todo mientras ella llora desconsolada, vuelves a hacer memoria y recuerdas la vez que no te colocaste correctamente el condón, que se rompió poco tiempo después de utilizarlo, que pensando en voz baja dijiste por una vez sin protección no pasa nada. Cuando estas situaciones se presentan en la vida de los adolescentes su decisión está asociada a varias variantes. A continuación te presentamos de entre todas las más probables.

- Aborto provocado, aparentemente una solución definitiva, si tu chica está igual de desesperada que tu, tal vez acceda a practicarse un aborto Tienes que conocer que esta decisión puede llevarlos a la cárcel en el mejor de los casos o la muerte, las clínicas de aborto en el Ecuador son ilegales puesto que está prohibido por lo que si decides tomar esta decisión y corres con la suerte de que no haya ningún problema legal, tienes que correr con la misma suerte de que después de realizarse el aborto tu chica no tenga complicaciones como infecciones o hemorragias que le pueden desencadenar una esterilización permanente para ella la muerte y volvemos al problema legal serias el cómplice o responsables de la muerte de 2 personas. Así que creo que esta no debería ser una opción.
- Asumir tu nuevo estilo de vida, aparentemente es lo más difícil pero si te pones a pensar estas pagando las consecuencias de tus propios actos y no es debido al inicio temprano en tu vida sexual no, no te confundas es por que vives tu salud sexual y reproductiva sin la responsabilidad que esto implica. Tienes que asumir tu nuevo rol deberás buscar alternativas para brindarle el apoyo a tu pareja y a el nuevo ser que crece dentro de ella que también en tuyo. Si afortunadamente cuentas con el apoyo de tu familia o la de ella eso podría facilitarles las cosas, es probable que puedan continuar con sus estudios.
- Si por el contrario debido a las advertencias de la familia de ella y la tuya no reciben apoyo tendrán que los dos asumir la responsabilidad de ser padres adolescentes tendrás que compartir responsabilidades, todo en bien del bebé que viene en camino, es verdad no será nada fácil encontrar un trabajo puesto que no tienes experiencia laboral, que cada día que pase la situación será cada vez más insostenible pero no olvides, ya las cosas dejaron de ser por ti o por gusto de tu chica ahora todo es por la criatura que viene en camino. Enfócate en pequeños logros, lo prioritario como vivienda alimentación, no desfallezcas en cada obstáculo en tu camino porque si los habrá y muchos, utilizalos como experiencia, sin duda en algún momento tu hijo dirá mi papá siempre lucho por mi y mi mama. Esta opción se ve mucho mejor que la primera pero, sigues sin convencerte, veamos la tercera opción.

- Abandono y deserción. Recuerdas, cuando tu chica te dio la noticia que está embarazada, tuviste un pensamiento y si no es tuyo, decides apegarse a tu historia tú te cuidaste y ese bebe no es tuyo, ella te engaño y tu no caerás en su trampa, lo primero que estas demostrando es que una muy baja percepción de ti mismo al pensar que tu chica busco alguien mejor que tu, que necesita engañarte para retenerte a su lado, ofendes la integridad de una persona que se entregó por completo a ti , decides que ese no es tu problema, aquí se presentan 2 opciones situaciones desencadenantes.

- No olvides que son menores de edad la familia de la chica puede instalar una demanda por abuso de menores incluso si ella dice que el acto sexual fue consensuado, ¿te imaginas? tú, en la cárcel acusado de violación.

- Decides huir y no hacerte responsable de tus actos, será tu familia quien asuma las consecuencias, la crítica de parte de la sociedad y afrontar problemas legales de manutención por el recién nacido, y dime tu podrías llevar una vida tranquila sabiendo que abandonaste a todos y todo por una mala decisión, que le negaste a un a criatura la oportunidad de tener una familia. que no podrás regresar a tu casa o lugar de origen por qué huiste como un cobarde, que te quedo un poco grande el titulo de padre.

Tres opciones: aborto, asumir tu nuevo rol , abandono y deserción, te parece si te recuerdo la opción que tuviste antes de estas tres, iniciar tu vida sexual y reproductiva de manera responsable con educación sexual previa conociendo los riesgos que implica el inicio de la vida sexual a temprana edad, creo que si esta era la opción desde un inicio los tres enunciados anteriores no se hubieran mencionado para empezar. Piénsalo, la decisión es solo tuya tu forjas tu futuro, obrando bien en tu presente, aprendiendo de los errores del pasado.

La importancia de la educación en sexualidad

Conscientes de las necesidades de los adolescentes con respecto a información sobre educación sexual y reproductiva. El Ecuador a través de de ministerios de Salud y Educación trabajan de manera mancomunada en facilitar a la población adolescente programas sobre educación sexual y reproductiva aumentado estos temas en su malla curricular información orientada a prevenir embarazos en adolescentes y de las misma manera el ministro de salud a través de acciones a grupos prioritarios, pone a disposición el uso de los dispensadores de preservativos, masculinos y femeninos así como, métodos de planificación sexual, los cuales son gratuitos para que su uso no sea con restricción de ningún tipo.

A continuación se presenta direcciones IP con respecto a información sobre salud sexual y reproductiva, documentos que son elaborados pensando en las necesidades de los adolescentes en el Ecuador, dicha información es avalado por los Ministerios de Salud y Educación.

Plan nacional de salud sexual y salud reproductiva 2017-2021 fuente: Unfpa / ministerio de salud publica

Plan intersectorial de prevención de embarazos en niñas y adolescentes 2018-2025

¿Conoce usted el ciclo fértil de la mujer?
Si hablamos de salud sexual y reproductiva y la importancia de la información como mejor herramienta de prevención.
Abordaremos un tema un que para algunos adolescentes, es completamente desconocido o que es un poco inadecuado tratar ya que es algo que les corresponde solo a las mujeres. Pero nada está más alejado de la verdad, se han escuchado frases de parte y parte recriminando un embarazo no programado por falta de conocimiento un hombre debe entender el desarrollo fisiológico de la persona con la que está compartiendo intimidad, para que no sea su culpa el que "le fallen las cuentas" o que culpa de el que el "preservativo se rompió" si ambos son conscientes de los riesgos y pese a ello no tomas las precauciones debidas pues el resultado no será una sorpresa.

¿Es difícil entender el ciclo fértil de la mujer? a continuación te lo explico de manera comprensible.
El ciclo menstrual varía de una mujer a otra, e incluso en la misma mujer puede variar de un mes a otro. Un ciclo menstrual regular tiene una duración promedio de 28 días contados a partir del primer día de menstruación, pero se considera normal que dure entre 21 y 35 días.

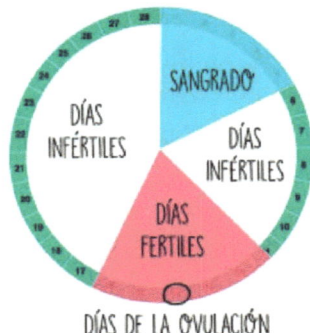

Ahora bien qué es lo que se quiere explicar con el gráfico.

Tiene dos fases muy diferenciadas: la fase folicular y la fase lútea. La primera parte del ciclo se da entre el día 1 y la mitad del ciclo, el día 14, en el que aproximadamente se produce la ovulación. Durante esta primera parte, entre el día 1 y 6 aproximadamente (aunque puede durar entre 3 y 7 días) se produce la menstruación.

Desde el primer día de la regla hasta la mitad del ciclo se produce un aumento de los estrógenos. Un nuevo óvulo comienza a madurar y días después es expulsado por el ovario. Durante los días en que el óvulo desciende por las trompas de Falopio hasta el útero se produce la ovulación.
Los 6-7 días centrales del ciclo son tus días fértiles (el día 14, más los 3 días anteriores y los 3 días posteriores). Si mantienes relaciones sexuales durante estos días y un espermatozoide fecundara el óvulo y éste se adhiriera a las paredes del útero daría comienzo a un embarazo.

La segunda mitad del ciclo, la fase, lútea se da entre el día 15 y 28. Durante los primeros dos o tres días aún puedes estar ovulando, es decir, que puedes quedar embarazada. Durante esta fase se produce un aumento de la progesterona, que puede provocar nerviosismo o irritabilidad hasta la llegada de tu próxima menstruación, a menos que hayas quedado embarazada.

Como se mencionó anteriormente no todas las mujeres tienen el mismo ciclo fértil que pasa si la mujer tiene un ciclo irregular. A continuación explicamos el periodo fértil en una mujer irregular.

Hay mujeres quienes tienen ciclos más largos, en los que la ovulación se produce después del día 14 y otras con ciclos más cortos en los que la ovulación se adelanta. Como decíamos antes, también hay mujeres que experimentar ciclos diferentes cada mes, es decir que no todos su ciclos son regulares, por ejemplo aquellas con síndrome de ovarios poliquístico (SOP), un desequilibrio hormonal muy común y generalmente leve, que afecta a 8 de cada 100 mujeres.

Llevar el control de tus ciclos menstruales es una herramienta que te ayudará, ya sea que tengas ciclos regulares o irregulares, a identificar tus períodos de máxima fertilidad, combinado con la observación de los signos de ovulación que te comentamos a continuación.

Hombres recuerden:
Hay que tener en cuenta que los espermatozoides pueden durar vivos dentro del cuerpo de la mujer entre 48 y 72 horas. Por tanto, si mantienes relaciones dos o tres días antes de la ovulación, al descender el óvulo, podría ser fecundado por un espermatozoide que ha quedado vivo.
Conociendo esto se podría decir: ¿nos fallaron las cuentas ?

BIBLIOGRAFÍA

1. *https://www.bebesymas.com/concepcion/cuales-son-tus-dias-fertiles*
2. *https://crpd.cepal.org/3/sites/crpd3/files/presentations/panel_2_ecuador.pdf*
3. *https://ecuador.unfpa.org/es/publications/plan-nacional-de-salud-sexual-y-salud-reproductiva-2017-2021*
4. *https://enfamilia.aeped.es/vida-sana/preservativo-masculino*
5. *https://fundacionpasteur.org/metodos-anticonceptivos-para-hombres/*

Capitulo 9

IMPACTO PSICOCIAL Y FAMILIAR, TESTIMONIOS
Lic. Margarita Cargua

MARGARITA CARGUA

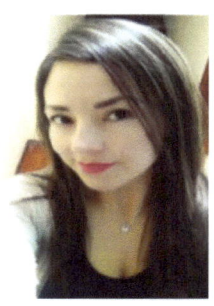

Enfermera graduada en la Universidad Técnica de Ambato.
Diploma Superior en Administración de los Servicios de Salud.
Especialista en Administración y Organización de Hospitales.
Magíster en Gestión de los Servicios Hospitalarios.
Actualmente Enfermera 4 en el Hospital General Docente de Calderón.

DEDICATORIA

Cuando somos padres no sabemos si estamos enseñando o estamos aprendiendo. Con todo mi corazón para mis hijos que están iniciando este trayecto de la vida llamado Adolescencia. Christian Matias y mi pequeño David.

Introducción

La Organización Mundial de la Salud (OMS) ha señalado el embarazo como una de las prioridades en la atención de las adolescentes ya que repercute tanto en la salud de la madre como en la del niño.

Detrás de cada madre adolescente se esconde una historia diferente, diversas situaciones, muchas de ellas muestran la calidad de educación que conforme pasa el tiempo quiere mostrarse mas libre y permisiva pero con poco equilibrio emocional.

El impacto que genera un embarazo que no es esperado a tan corta edad trae consigo una problemática que se enmarca no solo en una estadística, ya que se convierte en un problema de salud pública que afecta no solamente a las adolescentes sino a quienes la rodean, se palpa el bajo impacto de los programas que se llevan a cabo actualmente en la prevención de los mismos.

En este capítulo hablaremos sobre como interviene y los cambios que se producen en el entorno social, familiar y educativo frente a un embarazo adolescente, relatos que nos trasladan a palpar la realidad de que enfrentan las madres adolescentes y sus familias, y como cambia le funcionamiento familiar y personal.

La familia frente al embarazo adolescente

La noticia de un embarazo temprano no es precisamente un motivo de alegría en la familia, ya que dependiendo de la estabilidad y estructura familiar se buscarán alternativas para enfrentar dicha situación. Ciertas familias aceptan la situación como un error cometido por la adolescente, pero dentro de ello, vienen las interrogantes ¿se brindó la educación suficiente sobre sexualidad? ¿Como es la funcionalidad familiar?, en fin, quedan otras interrogantes en las que se podría deducir la causa.

Pues en muchas familias el núcleo familiar no es un ambiente en el que las adolescentes puedan expresar sus emociones, ya que, mucho se ha discutido sobre la relación de la estabilidad familiar y los embarazos adolescentes, las estadísticas reportan casos tanto en familias donde el núcleo familiar es estructurado y también en casos de familias donde los padres son divorciados, o madres solteras, o donde existe la ausencia tanto de papá como de mamá.

Entonces esto nos lleva a la analítica de: ¿qué es lo que lleva a los adolescentes a buscar un refugio fuera de casa a tan temprana edad?, esto en caso de los embarazos con parejas deseadas, ya que al ser las adolescentes un grupo vulnerable también hay embarazos producto de violaciones dentro de la misma familia, este contexto puede propiciar en ella/os inestabilidad emocional, sentimientos de culpa y frustración al ver limitadas sus oportunidades tanto académicas como de vida.

Es imprescindible el papel de los profesionales de la enfermería a nivel de los consultorios del médico de familia, como un elemento clave de la sociedad para la prevención del embarazo precoz, mediante la labor educativa y otras acciones que contribuyan a la prevención. "Los abrazos tienen el poder de curar a un adolescente herido, Habla con tu hijo/a".

La sociedad frente al embarazo adolescente

El impacto social que el embarazo en adolescentes representa un grave problema, sobre todo porque va en aumento a pesar de las múltiples campañas de promoción, prevención, atención y asistencia que se da a nivel educativo, comunitario, grupos de ayuda, centros de salud, entre otros que no ha podido bajar las estadísticas.

Es común entender que los embarazos en adolescentes es producto de un proceso de formación deficiente, donde la falta de comunicación asertiva, las condiciones familiares sean estructuradas o no, no han podido llegar con el mensaje.
 No son niños deseados, sino que vienen hacer el resultado de "accidente", "un desliz llevado por el amor", "una curiosidad", donde no se analizó las consecuencias del mismos.

Se considera un problema social puesto que no solo afecta a los involucrados sino también a su entorno familiar en todos los aspectos: social, económico, laboral, salud, vivienda, educativo entre otros.

 Por tanto se debe analizar el impacto social que causan los embarazos en adolescentes en la sociedad, una de sus causas principales es un abandono a la educación, su nivel de autoestima se puede afectar, tienen más probabilidades de ser excluidas de la sociedad y aunque esto no es lo correcto, aun se puede observar este tipo de situaciones, al mismo tiempo la maternidad temprana limita a muchas jóvenes a las oportunidades laborales.
La sociedad debe enfocarse en cambiar los paradigmas, las creencias de que junto con el embarazo se acaben las posibilidades de llegar a tener una profesión, un trabajo digno, debemos impulsar a nuestros jóvenes a fijarse metas, a decirles que la vida no se terminó ahí, que pueden cumplir sus objetivos y sobrellevar junto con ello una maternidad y paternidad responsable.

"Si está pensando tener hijos, primero verifique si usted no está a medio criar" Henry Segov.

El colegio frente al embarazo adolescente

Las instituciones educativas se han convertido también en el principal lugar para la socialización durante la adolescencia. Aquí es donde las y los adolescentes se reúnen con sus compañeras/os, aprenden a relacionarse con el sexo opuesto y, con frecuencia, hacen sus primeras incursiones románticas y sexuales.

Siendo el embarazo la cuarta causa por las cuales abandonan sus estudios las instituciones educativas se basan en la política emitida por el ministerio de educación cuyo objetivo es "Dotar de lineamientos a los profesionales que conforman los departamentos de Consejería estudiantil DECE y la comunidad educativa, para atender los casos de embarazo temprano dentro del sistema educativo nacional, para garantizar su derecho a la educación, la permanencia y la culminación de estudios" Ministerio de educación, 2017.

Hablar de salud reproductiva es uno de los puntos más importantes, pero cabe mencionar que los jóvenes mientras a más temprana edad reciban información sobre sexualidad más fácil será para ellos tomar decisiones acertadas o a su vez quitarse el miedo a preguntar abiertamente a sus profesores, amigos o familiares sobre temas que hasta hoy se siguen considerando prohibidos.

Es importante que se aborden temas que vayan de la mano con la estadísticas relacionadas con este grupo de la población como enfermedades de Transmisión sexual, uso de anticonceptivos, maneras adecuadas de evitar un embarazo no deseado.

El impulsar a los jóvenes a seguir estudiando les permitirá no estancarse o limitarse a ser únicamente padres, sino buscar un proyecto de vida que les permita ser entes útiles para la sociedad y como no decirlo que su experiencia sea un espejo para el resto de estudiantes para hacer conciencia sobre el tipo de responsabilidades que adquieren.

"La edad no decide que tan buena madre eres" Anónimo.

Testimonios de madres adolescente

"Mi madre era bien celosa conmigo, no me dejaba tener amigos, peor enamorado, pero así me escapaba con Él, era mi compañero del curso, tenía 17 años, yo tengo 16; teníamos relaciones en la casa de el, cuando los papás se iban a trabajar, como no podía salir mucho de la casa nos fugamos del cole, nos cuidamos con preservativo, pero cuando no teníamos el terminaba afuera, no sé que paso; un día me sentí rara y aparte no me enfermaba (menstruaba), le dije a mi novio y dijo que me haga una prueba de embarazo y salió positiva, estábamos hecho pedazos, no sabíamos qué hacer, hasta pensé en abortar el me dijo: que vea yo que quiero, pasaron como dos meses sin que nadie se dé cuenta, vomitaba escondiéndome; en la casa y en el cole pero un día, mi mamá dijo que me veía pálida y que no estaba comiendo bien, como que sospechaba algo; me llevó al médico, me hizo exámenes; yo estaba asustada, me hice como que no sabía nada, cuando salió el resultado se puso a llorar, y me dió una cachetada, pensé que lo más difícil para mi era enfrentarme a mis padres, tenía más miedo de mi papi, el era muy bravo, pero cuando mi madre le contó, dijo que lo había decepcionado que ahora voy a ver lo que me espera, que todo iba a cambiar de ahora en adelante. Luego con el pasar del tiempo me sentí más tranquila, me sentía ilusionada también pensando en mi bebé, mis padres y los de el decidieron que me quede en la casa que mi novio tenía que hacerse responsable pero que no teníamos que vivir juntos, que éramos muy jóvenes, mi padre dijo que tenía que seguir estudiando que ya hemos de ver como hacemos para ver quién se queda con mi hijo, posiblemente mi mami iba a dejar de trabajar para ayudarme. Desde ahí mi vida cambió, ya no podía salir con mis amigas porque me sentía rara, como diferente a ellas, aunque venían a visitarme en la casa con las que más me llevaba, y en el colegio también era difícil acostumbrarme a que mis compañeros no me miren y me traten diferente, ahora estoy esperando cumplir el tiempo de embarazo y ver como me va después.

Testimonios de madres adolescentes

Tengo 15 años, vivo con mi padre y dos hermanos, no tengo mamá, ella falleció hace dos años, mi papi es quien mantiene la casa. Yo salía con mis amigas a los matinés casi todas las semanas, solo bailábamos, no me gustaba tomar licor, un día nos pusimos a tomar una botella que una amiga compró, luego se acercaron unos chicos a nuestra mesa y voy recordando menos lo que me pasó, desperté en un parque, me violaron, mi papi cuando se enteró puso la denuncia, pero de lo que pasó esa noche yo quedé embarazada, mi padre me dijo que debo dejar de estudiar para cuidar a mi hijo, por un momento pensé en abortar, estaba asustada pero luego pensé que sería un refugio para mí, pues me hacía falta mi madre, siempre fue así, desde que ella se fue nunca pude llenar esa soledad, fue muy difícil enfrentar esto sola, mi papi me apoyaba y me aconsejaba pero el estaba trabajando casi todo el tiempo, una tía me cuidó cuando di a luz y me enseñó como tengo que cambiarle los pañales; ella tenía su familia, por eso, solo viene cuando ella puede, ahora ya no salgo, paso solo en la casa cuidando a mi hijo y haciendo las cosas de la casa, quiero regresar a estudiar algún día cuando mi hijo esté mas grande o verme algún trabajando. Lo que mi papá gana no nos alcanza.

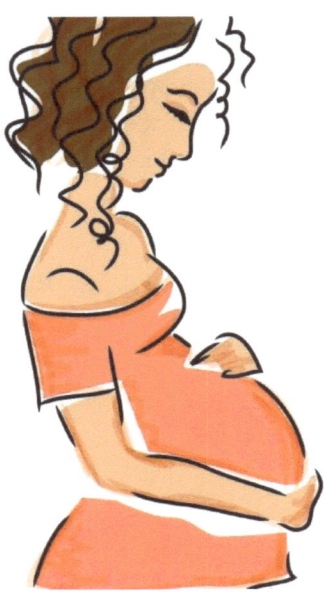

Testimonios de padres de la madre adolescente

Maria (como la llamaremos en este relato), se encontraba en una clase de fútbol pues las dos teníamos a nuestros pequeños en en la clase, entablamos conversación en base a los niños y la vida misma, durante la charla me comenta que ella no es la madre del sino la abuela del niño, con la expectativa que tenemos con la palabra abuela nos imaginamos una persona mayor o con una apariencia poco juvenil, pues en este caso no fue así, pues me llamó la atención verla joven, me conversa: "yo también fui madre a muy corta edad, pues yo tenía 16 cuando nació mi hija y ¡como es la vida!, se volvió a repetir la historia con mi hija que ahora tiene 21años pero mi nieto ya tiene 5 años, cuando ella me dijo que estaba embarazada me sentí bien mal , como madre decepcionada, porque yo a ella le di toda la confianza, cuando ella nació yo dije voy a ser diferente en a como me criaron mis padres, pues no me dejaban salir ni nada, en cambio Yo a Ella le daba los permisos que ella me pedía es más yo sabía que ella tenia su enamorado pues él muchacho es hijo de una amiga mía, ellos venían a la casa y todo, no me imaginé que iba a pasar eso, pero como éramos amigas dijimos ya ni modo ahora tenemos que hacernos responsables de lo que han hecho estos muchachos, y me tocó ayudar en el cuidado de mi nieto cuando ella se iba a colegio, porque eso sí le dije que ella tenia que estudiar, es más les di un cuarto en mi casa para que vivan con el papá del niño, pero se separaron, creo que El no pudo soportar esa responsabilidad de lo que es no dormir bien, tener que hacer las cosas de la casa, no tener esa libertad que tenían hace solo un año atrás, escuchaba como discutían , a mi me daba pena por mi nieto la verdad, entonces el se fue de la casa , hasta la amistad con mi amiga "la otra abuela" se destruyó" ahora mi hija sigue estudiando, a mi no me queda mas que apoyarla y seguir ayudándole a cuidar al niño".

"No solo es la carne y la sangre, sino la COMUNICACION lo que enlaza la relación entre padres e hijos".

Yo trabajaba vendiendo bolos en una escuela cuando vivía en Guayaquil, y así me ayudaba para que mis hijas puedan estudiar, porque a mi esposo no le alcanzaba, un día mi esposo me dice :

- ¿Le has visto a la "Paty" (no es el nombre verdadero) ? ¿te has dado cuenta que ha cambiado? Yo le veo mas gordita, y date cuenta cuando ella come enseguida se va al baño ¡Yo creo que está embarazada!.
-¡¡Como va a estar embarazada, estas loca si ella está enferma !!; Me dejo la duda y como me quedé con esa intriga un día que ella entró a la ducha le abrí la puerta y la ví, tenía una pancita de embarazada, ella se asustó al verme se tapó y quería seguir ocultándose, pero al ver eso ya no podía dudar, le dije -!! Estás embarazada y no me contaste!! ¿De cuanto tiempo? Todas la preguntas venían a mí ese momento, y también las iras, se me pasó toda una tormenta que no podría explicar de como me sentí, la cogí del cabello y le di una cachetada, por mí la quería seguir pegando, pero sentí como que me quería desmayar y me puse a llorar junto con Ella. Mi hija apenas tenía 17años, estaba en el colegio, tenía 6 meses de embarazo ¡Cuanto tiempo! y Yo sin darme cuenta, comencé a preguntarle: ¿Quién es el papá del bebé,? ¿Como pasaron las cosas?.

Al mismo tiempo que las dudas rodeaban mi cabeza , venían a mi los miedos de como enfrentar esta situación, pero poco pude hacer a pesar de que la ofrecí mi apoyo , mi hija no quería quedarse en la casa, ella había ya conversado con su "novio" y se fueron a vivir juntos en la casa de El, es más los papás de El sabían la situación, como podía Yo oponerme a eso, era crear una guerra entre mi hija y Yo, me dolió mucho cuando se fue pero mi esposo me dijo -¡Déjala si ella ha decidido eso que podemos hacer!, Mi hija no terminó de estudiar, se dedicó a ser ama de casa, pero ahora esta arrepentida de no haber apreciado mi apoyo y por lo menos terminar el colegio, y quiere entrar a estudiar a distancia por lo menos. Me quedé con mis dos hijas menores, pero ahora tengo mas precaución y trato d conversar más con ellas y estar mas pendiente.

Testimonios de educadores de la madre adolescente

Al conversar con el señor profesor de Décimo año de educación básica comenta: "En el tiempo que llevo como profesor generalmente en este año es donde más se presenten las chicas con embarazos, época donde se comienzan a sacar a flote las coqueterías de las chicas, los muchachos las molestan , hasta que se las ve de enamorados o novios como dicen ahora , algunas madres apoyan a las chicas en su rápido crecimiento les hacen vanidosas; he visto a muchas chicas pasar por embarazos durante su época estudiantil, diferentes reacciones de ellas mismas y de sus compañero/as , unas se muestran optimistas y generalmente son las que cuentan con el apoyo de su familia a pesar de ser una sorpresa no esperada hay padres que las cuidan y las apoyan, pero hay casos en que se las ve tristes, llorando, sin esa luz y esa alegría que proyecta la adolescencia, pues muchas veces los padres no aceptan, y las mandan de la casa, o simplemente se van retirando de sus estudios , pues la situación económica les obliga a buscar trabajo para ir preparando la paternidad o maternidad que se avecina.
El colegio cuenta con el Departamento de Orientación donde se conversa con los chicos, con los padres y se orienta sobre como sobrellevar la situación, muchos acogen de buena manera y se logra llegar a acuerdos que motiven a los jóvenes no abandonar los estudios, pero también hay casos que los padres definitivamente retiran el apoyo a los estudios de sus hijos y muchas veces los obligan a formar un hogar y a buscar trabajo.

"Si la frase NO TENGAN RELACIONES SEXUALES funcionara no tendríamos adolescentes embarazadas"

BIBLIOGRAFÍA

1.-INEGI-STPS. Encuesta Nacional de Ocupación y Empleo 2014. Cambios de población en México. México: INEGI, primer trimestre de 2014.

2.Google Scholar

3.-https://www.sciencedirect.com/science/article/pii/S0187533715000175 Embarazo en la adolescencia, como ocurre en la sociedad actual

4.- Vaillant Correoso M, Dandicourt Thomas C, Mackensie S. Prevención del embarazo en adolescentes, 2000. http://scielo.sld.cu/scielo.php?script=sci_arttext&pid=S0864

5.-Ministerio de Educacion 2017,Protocolos de actuación frente a situaciones de embarazo, Maternidad y Paternidad en el Sistema Eduacativo https://educarplus.com/2017/12/protocolo-de-accion-frente-a-situaciones-de-embarazo-en-adolescentes-ministerio-de-educacion.html

Capitulo 10

EL ESTADO FRENTE A LA MADRE ADOLESCENTE
Lic. Myriam Lara

MYRIAM LARA

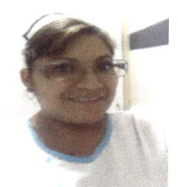

Mi nombre es Myriam Maricela Lara Topanta, nací en Quito - Ecuador, el 5 de marzo de 1988, mis padres son: Guadalupe Toapanta y Daniel Lara nacidos en la ciudad de Cayambe. Soy la primera de cinco hermanos, a la edad de cinco años ingrese al jardín Ruperto Alarcón, a los seis años ingrese a la Escuela Primaria República de Paraguay. En la que conocí a muchos compañeros con los que hasta el día de hoy, hemos compartido gratos momentos. El bachillerato lo estudie en el prestigioso colegio experimental 24 de mayo graduándome de químico biólogo, anhelando siempre ser un buena profesional. Mi adolescencia fue marcada por la pérdida de mi hermano menor, ya que falleció a la edad de 18 años en un asalto, eso hizo que mi familia pase por un mal momento que realmente fue muy duro especialmente para mi madre, pero gracias a la bendición de Dios ha sido posible resignarnos a su pérdida. Termine mi bachillerato he ingrese a la Escuela Nacional de Enfermería de la Universidad Central del Ecuador, donde obtuve mi título profesional como Licenciada en Enfermería, que hoy en día la ejerzo con responsabilidad y dedicación, haciendo lo que más me ha gustado "ayudar a los demás". Unos de los acontecimientos más importantes de mi vida es de haber sido madre de dos maravillosos hijos Alison y Mateo y además haber contraído nupcias con mi querido esposo José Caicedo. Me considero una persona inquieta, alegre y muy sociable, que le gusta imaginar, soñar ayudar a las personas que más necesiten.

DEDICATORIA

Este trabajo está dedicado a Dios por guiar mi camino, brindarme la capacidad y sabiduría para poder realizarlo.

A mis padres por ser un pilar fundamental en mi formación profesional y personal, inculcándome valores y principios de forma desinteresada y con amor.

A mis hijos que son mi motivación y motor para poder superarme día a día, y así luchar por un mejor futuro.

A mi esposo por brindarme su amor incondicional, paciencia y apoyo en todo momento.

Introducción

El embarazo en la adolescencia es considerado como un problema de salud pública en países de América Latina desde la década de 1980, ya que pueden tener repercusiones en la salud de la persona en niveles físico psicológico:
"Desde el punto de vista de la salud pública, preocupan los posibles riesgos para la vida y la salud de la madre y el hijo que podía entrañar la maternidad temprana. Desde el punto de vista social, se sostenía que convertirse en madre en la adolescencia conducía a un menor nivel de educación y de estatus socioeconómico" (Buvinic et al., 1992). La evidencia también podía ser leída en forma inversa: Stern (1997), Geronimus y Korenman (1992) indican que "es la pobreza la que perpetúa situaciones que llevan al embarazo en la adolescencia".

la Comisión Económica para América Latina y el Fondo de las Naciones Unidas para la Infancia: "En América Latina y el Caribe se destaca que la fecundidad en la adolescencia es alta y no desciende, lo que se relaciona con contextos de mayor pobreza y desprotección para la joven madre, familia.

Esta realidad merecer un especial atención, tanto por las complicaciones físicas que existen a edades tempranas, como por el hecho de que a una menor de edad es más probable que el embarazo sea "producto de abuso sexual, relaciones forzadas o explotación sexual".

Legislación actual

El plan de salud sexual vigente fue elaborado en con apoyo del ministerio de educación, que busca insertar temáticas de enfoque de género, educación sexual reproductiva en clases, el maestro tiene una guía de apoyo curricular, para abordar la problemática de forma integral y con protocolos de actuación frente a la maternidad y paternidad. Pero la educación que se imparte teóricamente no es suficiente.

Es precisamente la planificación familiar a lo que se debe apuntar para enfrentar esta problemática, según la ministra de inclusión económica y social, Berenice Cordero: el embarazo en adolescentes en el Ecuador, especialmente en menores de 14 años y entre 15 y 19 años, son uniones que están claramente establecidas.

En el 2017, de cada 100 mujeres que dieron la luz en el hospital clínico obstétrico 35 fueron adolescentes, estas cifras no son aisladas. En la evaluación del plan del buen vivir 2013-2017 se evidenció un aumento en la tasa de niños nacidos vivos de madres adolescentes de entre 15 y 19 años.
Nicolas Reyes secretario técnico del consejo nacional para la igualdad generacional, recordó que ese incremento se dio a raíz de la implementación del plan familia.

La tasa de embarazo adolescente en América latina y el caribe es de 66.5 nacimientos por cada 1000 niñas de 15 a 19 años según la OPS. En el decreto número 4 del 24 de mayo del 2017, el presidente Lenin Moreno suprimió el plan familia. Eso para Carlos Durán, viceministro de salud, dejó un mensaje claro, en cuanto a que gobierno entiende la necesidad de replantear estrategias para combatir el embarazo adolescente.

Por eso "las estrategias intersectoriales de política pública deben basarse en evidencias científicas" basados en la datos del instituto ecuatoriano de estadísticos y censos (INEC), el documento muestra que en el 201449.3 de cada 100 hijos nacidos vivos, fueron hijos de madres adolescentes, de hasta 19 años.

si se toman encuentran los rasgos de edad, las progenitoras menores de 15v años, representan el 3 % las madres de entre 15 y 17 años conforman en 23% mientras que las madres de entre 18 y 19 años ocupan el 23,3 % según el informe final en total 12 de cada 100 adolescentes de 12 a 19 años son madres en los últimos 10 años, el incrementos de partos de adolescentes de entre 10 y 17 años fue del 78 % las cifras también revelan que 49 de cada 100 mujeres que son madres en el psis tuvieron su primer hijo entre los 15 y 19 años. Según datos del ministerio de salud publica, en ecuador se registraron 413.318 nacidos vivos de niñas y adolescentes de 10 a 19 años las cifras son desde el 20101 hasta el 2016 ademas según el pallan de salud sexual y reproductiva 2017-2021 Ecuador es el tercer país en la región con la tasa mas alta de embarazos, entre esos rangos de edad. Se ubica detrás de Nicaragua y República Dominicana. Es por eso que la cartera de estado y entidades internacionales como la organización mundial de salud, trabajan con diferentes programas para retrasar la maternidad adolescente, por la pérdida social y económica que deviene en un embarazo.

Detrás de un embarazo ocurrido en la adolescencia suelen existir condiciones sociales, económicas y culturales que dificultaron su prevención, tal como lo señalan la Comisión Económica para América Latina y el Fondo de las Naciones Unidas para la Infancia: "En América Latina y el Caribe se destaca que la fecundidad en la adolescencia es alta y no desciende, lo que se relaciona con contextos de mayor pobreza y desprotección para la joven madre, familia y su prole" (Cepal-Unicef, 2007). En ese sentido, la tasa de fecundidad adolescente tiene relación directa con las condiciones socioeconómicas, políticas y, en general, con el nivel de desarrollo del área donde habitan las adolescentes: condicionantes que explican las diferencias entre las tasas de embarazo y el curso de prevalencia que presenta este fenómeno en cada persona, familia y comunidad. Esta realidad merece una especial preocupación, tanto por las complicaciones físicas que existen a edades tempranas, como por el hecho de que a una menor edad es más probable que el embarazo sea "producto de abuso sexual, relaciones forzadas o explotación sexual" (Ministerio de Salud de Argentina, 2016). En cuanto a la paternidad adolescente, es necesario tener presente la relación de las construcciones de la masculinidad con las vivencias de lo que implica ser

En este sentido, es preciso promover nuevas masculinidades, que se basen en modelos de relacionamiento más empáticos y menos autoritarios, que implique una mayor participación en la crianza de hijas e hijos y en la construcción de relaciones familiares basadas en relaciones de equidad y corresponsabilidad. En este sentido, desde el ámbito educativo es preciso trabajar con los padres adolescentes para promover la corresponsabilidad del hombre y la mujer en el cuidado de la familia y evitar que se responsabilice exclusivamente a la mujer de las actividades de crianza.

El embarazo en menores de 14 años de edad es considerado un problema de salud pública que, a su vez, visibiliza la existencia de un delito sexual, tal como lo señala el artículo 171 del Código Orgánico Integral Penal (COIP, 2014). Este tipo de situaciones da cuenta de una realidad que permanece oculta y que representa un grave atentado a los derechos humanos de niñas y mujeres.

En menores de 14 años el embarazo y la maternidad interfieren con el desarrollo de habilidades como la consolidación de la autonomía, la y la capacidad de regulación afectiva y generan miedo, culpa y resentimiento, condiciones que elevan el riesgo de suicidio (hasta en un 13 %) y aumentan la incidencia de depresión y una percepción negativa de las redes de apoyo. A su vez sufren un elevado riesgo de complicaciones durante el embarazo y el parto, lo que conlleva un incremento de las tasas de morbilidad y mortalidad materna, perinatal y neonatal. Adicional, presentan cuadros de malnutrición y un mayor número de abortos espontáneos y partos prematuros. Los recién nacidos registran un peso bajo debido a que el útero de la madre no se ha desarrollado completamente y pueden presentar mayores problemas de salud, trastornos del desarrollo y mayor probabilidad de sufrir malformaciones (Gómez Pío, 2011).

El Fondo de Población de las Naciones Unidas (Unfpa, por sus siglas en inglés) destaca que la mayoría de los hijos de madres adolescentes tiene como padre a un adulto. En los casos en que el padre es también adolescente, ocurre con frecuencia que desconocen dicha paternidad o no cumplen las responsabilidades que derivan de la situación (Unfpa, 2007).

Sin embargo, es importante reconocer que cuando ambas partes se hacen responsables del proceso del embarazo y del hijo e hija que resulta, las dos personas pueden ver modificada su trayectoria de vida debido a las responsabilidades y los retos personales que implica la crianza.

Las principales consecuencias de un embarazo en la niñez y la adolescencia se encuentran las siguientes:

- Deserción escolar: existe una mayor probabilidad de abandonar la educación como consecuencia de las nuevas responsabilidades que adquieren la madre y el padre debido a la necesidad de cuidados que requiere el hijo. Según estadísticas del Instituto Nacional de Estadística y Censos (2010), el 22,1 % de las madres adolescentes asiste regularmente a un establecimiento educativo, frente al 77,9 % que ha abandonado la educación, mientras que del total de adolescentes que no son madres, el 81,4 % asiste al sistema educativo. Por otro lado, en aquellos casos en que la madre o el padre abandonan sus estudios debido al ejercicio de la maternidad o la paternidad, se ven expuestos a trabajos informales y precarios. Otro efecto colateral del embarazo adolescente, es la migración de niños, niñas o adolescentes de zonas rurales a urbanas para buscar plazas de trabajo, que les posibilite mantener al infante, lo cual les expone a condiciones de riesgo y vulnerabilidad. La pobreza se acentúa más con la particularidad de que "las adolescentes que son madres tienden a tener un mayor número de hijos con intervalos intergenésicos más cortos" (Unfpa, 2014).
- Salud de la madre: según la Organización Mundial de la Salud, "las complicaciones del embarazo y el parto son la principal causa de muerte en mujeres adolescentes" (OMS, 2012). A nivel mundial, se producen 70 000 muertes en adolescentes todos los años por complicaciones del embarazo y el parto. el embarazo adolescente se relaciona con un mayor riesgo de anemia, hipertensión o infecciones de transmisión sexual. Asimismo, la preclampsia, la eclampsia, la poca ganancia de peso, las hemorragias y el trabajo de parto prolongado, entre otras, son complicaciones a las que están predispuestas las mujeres adolescentes (Noguera, 2012).
- Abortos inseguros: un embarazo no deseado por diferentes motivos (violencia sexual, incesto, expectativas de vida, aspectos económicos, pobreza extrema o prejuicios sociales, entre otras razones). En estos casos

y tomando en cuenta que de acuerdo con la normativa ecuatoriana el aborto es legal en dos condiciones: cuando el embarazo amenaza la vida o la salud de la mujer o si es el resultado de la violación de una mujer con discapacidad intelectual, recurren a realizarse un aborto de manera clandestina en condiciones de inseguridad que ponen en alto riesgo su vida.
- salud infantil: Las complicaciones para la salud infantil pueden resumirse en bajo peso, malformaciones, poco estímulo, vínculo materno filial conflictivo o maltrato (PAHO, 2013). Otro estudio señala la presencia de patologías respiratorias, patologías cardíacas, infecciones bacterianas, ictericia, mortalidad neonatal, cada uno en diferentes proporciones respecto a la adolescencia temprana, media y tardía (Mendoza, 2012).

Propuestas futuras

En el sector público según el plan de salud sexual y reproductiva, se facilite el acceso a los servicios, pero la entrega de anticonceptivos libre y gratuita no es suficiente para erradicar el alto índice.

La médica y activista Virginia Gómez de la Torre sostiene que no es cuestión de repartir preservativos si no debe de haber una estrategia de educación sexual y comunicación. Definir un proyecto de vida implica tener las herramientas para proyectarse al futuro a través de ideas claras sobre lo que se pretende alcanzar o llegar a ser, con acciones enmarcadas en un sistema de valores y convicciones que permita, de forma organizada, caminar hacia la conquista de dichos ideales. El proyecto de vida es lo que una persona quiere hacer, son los deseos, sueños, ilusiones que se van construyendo y las decisiones que se van asumiendo.

Diferentes estudios relacionan la influencia entre la existencia de un proyecto de vida y el deseo de realizarse personal y profesionalmente, con el retraso de la edad de inicio de las relaciones sexuales y el ejercicio de la maternidad o la paternidad. Las motivaciones personales y profesionales son un aliciente para retrasar el inicio de relaciones afectivas de pareja y, por ende, los embarazos no deseados.

Establecer reuniones periódicas con el equipo de docentes, para tener retroalimentación sobre el desarrollo y el avance académico de su hijo o hija, haciendo énfasis en la identificación de fortalezas y debilidades que deberán potenciarse desde el hogar. Asistir a talleres, conferencias o espacios de interacción que establezca la institución académica. Mientras más información se tenga sobre el proceso formativo, mayores herramientas tendrán a la hora de orientar la toma de decisiones de su hijo o hija.

Hablar con su hija o hijo sobre el desarrollo sexual, utilizando palabras adecuadas sin sobrenombres o con un contexto alejado de la realidad. Estimular el trabajo colaborativo y la planificación de metas a corto o mediano plazos, por ejemplo: ahorrar para comprar algún bien que el joven o la joven requiera. El establecimiento de metas significativas permite fortalecer la visión de planificación y responsabilidad.

El rol ideal del estado frente al E.A.
Cuando los adolescentes se convierten en padres y madres, es importante promover que las responsabilidades que conlleva cada rol se repartan equitativamente entre ambos, y que puedan ser compaginadas con la continuación de los estudios académicos.

Por ejemplo, es importante facilitar que puedan asistir a las citas y generar conciencia sobre la necesidad de que ambos se involucren. Promover hábitos de autocuidado durante y después del embarazo e identificar sus fortalezas y potencialidades.

Identificar entidades públicas o privadas locales que brindan servicios de cuidado, salud, apoyo financiero e información relativa a la situación de maternidad paternidad y la prevención de embarazos subsecuentes.

Ofrecer información sobre las causas y consecuencias de un embarazo en la adolescencia y relacionarlas con la propia situación que vive la adolescente o el adolescente. Informar sobre las causas y consecuencias de un embarazo en adolescentes de manera objetiva, compartiendo la responsabilidad entre toda la sociedad.

Al iniciar la adolescencia empieza un sin número de proyectos y expectativas frente a la vida principalmente porque se desarrolla el pensamiento abstracto y la consecuente posibilidad de proyectarse al futuro, formular metas y tomar decisiones de cómo esbozar senderos de vida.

Es fundamental el acompañamiento de un familia adulto para la consolidación de la personalidad del adolescente que velen por su bienestar es una condición fundamental para brindar certezas y responder inquietudes propias de la fase transicional por la que atraviesan los adolescentes. Brindar información adecuada y pertinente es la mejor estrategia de guía y orientación individual. El proyecto de vida es lo que una persona quiere hacer, son los deseos, sueños, ilusiones que se van construyendo y las decisiones que se van asumiendo.

Estudios relacionan la influencia entre la existencia de un proyecto de vida y el deseo de realizarse personal y profesionalmente, con el retraso de la edad de inicio de las relaciones sexuales y el ejercicio de la maternidad o la paternidad. Las motivaciones personales y profesionales son un aliciente para retrasar el inicio de relaciones afectivas de pareja y, por ende, los embarazos no deseados. Incluir actividades de clase que permitan el desarrollo de habilidades para la vida, como actividades grupales, de investigación y colaborativas, entre otras.

De acuerdo con la edad, incluir en las tareas escolares, actividades reflexivas sobre lo aprendido. Potenciar el funcionamiento de los círculos participativos de adolescentes en donde se aborden temas relacionados con la sexualidad y la prevención del embarazo y que, como consecuencia, realicen actividades que les permita aprender sobre sus derechos para ser responsables de su salud sexual y reproductiva.

Mantener un contacto sistemático con madres y padres de familia o representantes legales de las estudiantes y de los estudiantes, para fortalecer el rol de corresponsabilidad que cumplen las familias en la orientación de sus hijos e hijas, la educación en derechos, el cambio de patrones de género negativos, la transmisión de valores, la promoción del autoconocimiento, el aprendizaje de la toma de decisiones autónomas y el respeto a las decisiones que puedan tomar.

Hablar con su hija o hijo sobre el desarrollo sexual, utilizando palabras adecuadas sin sobrenombres o con un contexto alejado de la realidad.

Estimular el trabajo colaborativo y la planificación de metas a corto o mediano plazos, por ejemplo: ahorrar para comprar algún bien que el joven o la joven requiera. El establecimiento de metas significativas permite fortalecer la visión de planificación y responsabilidad.

Reflexionar con cada joven sobre aquellos aspectos propios de la vida, estimulando el análisis y la reflexión individual.

Una adolescente embarazada, una madre o un padre adolescente tienen derecho a continuar sus estudios. El sistema educativo debe brindar diferentes alternativas educativas y ofrecer espacios de acompañamiento oportuno para que la adolescente pueda continuar con el proceso de aprendizaje a la vez que empieza las etapas de gestación y maternidad.

Garantizar que el estudiante permanezca en un sistema educativo para la adaptación curricular oportunidades y necesaria durante el embarazo maternidad o paternidad.

El uso de métodos anticonceptivos modernos desde la primera relación sexual funciona como variable proxy indicativa de la intencionalidad de la adolescente y su pareja por prevenir un embarazo no intencionado.

BIBLIOGRAFÍA

1. *www.elcomercio,com/actualidad/plan-embarazo-adolescente-ecuador-salud-html*
2. *www.publicafm.ec/noticias/ecuador/1/embarazo-adolescente-ecuador*
3. *https://www.salud.gob.ec/wp-content/uploads/2018/07/POL%C3%8DTICA-INTERSECTORIAL-DE-PREVENCI%C3%93N-DEL-EMBARAZO-EN-NI%C3%91AS-Y-ADOLESCENTES-para-registro-oficial.pdf*
4. *www.salud.gob.ec/antecedentes-politica-intersectorial-de-prevencion-del-embarazo-en-ninas-y-adolescentes-2018-2025/*
5. *www.codajic.org/sites/www.codajic.org/files/Plan%20Nacional%20de%20Prevenci%C3%B3n%20del%20Embarazo%20en%20Adolescente%20Ecuador.pdf*

www.ingramcontent.com/pod-product-compliance
Lightning Source LLC
Chambersburg PA
CBHW041947240526
45473CB00036B/2414